ESSAI

SUR LES

VARIATIONS DE L'URÉE

ET

DE L'ACIDE URIQUE

DANS LES MALADIES DU FOIE

PAR

François GENEVOIX,

Docteur en médecine de la Faculté de Paris.

PARIS

V. ADRIEN DELAHAYE ET Cᵉ, LIBRAIRES-ÉDITEURS,

PLACE DE L'ÉCOLE-DE-MÉDECINE

1876

ESSAI

SUR

LES VARIATIONS DE L'URÉE ET DE L'ACIDE URIQUE

DANS LES MALADIES DU FOIE

ESSAI

SUR LES

VARIATIONS DE L'URÉE

ET

DE L'ACIDE URIQUE

DANS LES MALADIES DU FOIE

PAR

François GENEVOIX,

Docteur en médecine de la Faculté de Paris.

PARIS

V. ADRIEN DELAHAYE ET Cᵉ, LIBRAIRES-ÉDITEURS,

PLACE DE L'ECOLE-DE-MEDECINE

1876

ESSAI

SUR LES

VARIATIONS DE L'URÉE

ET DE

L'ACIDE URIQUE

DANS LES MALADIES DU FOIE

AVANT-PROPOS.

Les maladies du foie exercent sur l'excrétion de l'urée et de l'acide urique une influence incontestable. Intéressantes pour la clinique, en raison même des services qu'elles sont appelées à rendre au diagnostic, les modifications qui résultent de cette influence, le deviennent à un autre point de vue, lorsqu'on cherche à se rendre compte de la partie de l'organisme où pourraient bien se former certains déchets, qui, tels que l'urée, l'acide urique, sont éliminés par les urines.

N'est-il pas logique de voir une relation de cause à effet, entre la possibilité pour le foie de remplir une fonction désassimilatrice et certains états pathologiques de cet organe, dans lesquels le taux de l'urée et de l'acide urique, produits les plus importants de la désassimilation, subissent des variations remarquables ?

Les savantes leçons faites à la Faculté par M. le professeur Charcot, font pressentir que le foie doit jouer un rôle considérable, en rapport avec la nutrition générale, celui du dédoublement des matières albuminoïdes, par suite duquel apparaissent deux corps de premier ordre en pathologie, l'urée et l'acide urique.

Nous n'avons pas cru pouvoir mieux faire que de prendre ces leçons pour cadre de notre thèse, trop heureux de l'appuyer sur les opinions d'un maître aussi éminent.

Notre but n'est pas de produire des recherches personnelles sur ce sujet intéressant. Ce n'est pour nous qu'un point de départ pour diriger nos études dans une voie nouvelle, dont quelques maîtres français, sympathiques et érudits, nous montrent le chemin.

N'ayant rencontré aucun travail complet sur cette question, il nous a semblé utile de rechercher dans les auteurs étrangers les documents qui s'y rapportent, de les joindre, dans une courte notice, aux essais dispersés, la plupart inédits, des physiologistes français, et de relier ces matériaux dans un petit nombre de pages.

Si ce travail bibliographique reçoit le bienveillant accueil de nos maîtres, nous serons largement récompensé de nos investigations, et nous n'avons qu'une ambition, celle de les épargner à ceux qui viendront après nous.

Nous nous faisons un devoir d'adresser ici nos remerciements à M. le Dr Brouardel et à M. le Dr Quinquaud, pour les conseils qu'ils nous ont donnés, et les documents qu'ils ont obligeamment mis à notre disposition.

DIVISION.

Après un historique rendu forcément court par le petit nombre de travaux antérieurs, nous examinons rapidement, dans une première partie, les principaux procédés qu'on emploie pour doser ou reconnaître l'urée, l'acide urique, la leucine et la tyrosine.

Le deuxième chapitre est spécialement consacré à l'étude physiologique de l'urée et de l'acide urique, d'après les recherches modernes et les travaux récents qu'il nous a été donné de mettre en relief.

La série des maladies du foie, déterminant des variations dans le taux de l'urée, fait l'objet du chapitre troisième. Nous avons, autant que possible, fait suivre chaque maladie d'observations à l'appui.

HISTORIQUE.

La première observation, relative à la variation du taux de l'urée dans les maladies du foie, date du commencement de ce siècle. Elle est due à Fourcroy et Vauquelin qui, analysant les urines d'un malade atteint d'ictère, y trouvèrent une forte proportion d'urée (1).

« Pour nous assurer si les urines des ictériques contenaient l'acide jaune qui se forme avec les muscles et l'acide nitrique, nous avons fait évaporer une certaine quantité d'urine rendue par un jeune homme qui avait une jaunisse légère, et qui faisait usage d'acétate de soude ; nous avons traité le résidu de ces urines évapo-

(1) Mémoires de l'Institut, 1806, t. VI, p. 569.

rées par l'alcool, pour obtenir à part toutes les substances salines insolubles dans ce réactif. L'alcool évaporé a laissé une matière rouge, cristallisée, qui contenait *beaucoup d'urée* et de sels ammoniacaux... »

Ce fait isolé, peu concluant en lui-même, à cause de l'absence de dosage précis opéré sur l'urine de vingt-quatre heures, n'en est pas moins intéressant, surtout lorsqu'on le met en regard de ce qu'écrivaient ces illustres chimistes quelques années auparavant (1) : « Cette fonction des reins de désazoter en quelque sorte les humeurs, et peut-être même les solides de notre corps, doit surtout fixer l'attention des médecins. L'urine leur offrant désormais non-seulement l'évacuation des phosphates surabondants, mais surtout l'écoulement d'une matière très-disposée à l'ammoniacation putride, il leur importe de pouvoir déterminer *la proportion et l'état de l'urée* dans ce liquide excrémentitiel, d'estimer ses différents rapports de quantité et de nature dans les diverses maladies : il est instant de ne plus s'en tenir à la simple inspection, à ses propriétés physiques, mais d'en déterminer avec soin la pesanteur spécifique sur laquelle l'urée, cinq à six fois plus abondante que l'ensemble des sels que l'urine tient en dissolution, a la plus grande influence ; de rechercher dans la mesure de sa coloration celle de la proportion de cette substance ; de l'analyser surtout dans les cas où cette matière semble y manquer tout à fait, comme les affections convulsives et nerveuses, et les cas où elle est plus abondante que de coutume,

(1) Fourcroy et Vauquelin. (Annales de chimie, 1799, t. XXXI). — Mémoires pour servir à l'histoire naturelle, chimique et médicale de l'urée.

comme à la fin de quelques fièvres, *dans les maladies du foie*, de suivre ses rapports avec l'acide urique dont Scheele avait déjà observé la grande quantité dans les urines critiques. »

Quelques années plus tard, M. Rose (1), après des expériences répétées, assura que l'urine des personnes affectées d'hépatite aiguë ou chronique, ne contenait pas d'urée : « Dans l'hépatite aiguë, dit-il, l'urine est assez foncée ; elle est pâle dans l'hépatite chronique ; l'odeur n'en est point urineuse ; sa gravité spécifique est inférieure à celle de l'urine saine, et elle donne conséquemment moins de matières extractives à l'évaporation. »

Le Dr Henri (de Manchester) apporta ses propres expériences à l'appui de celles de Rose, dont il confirma l'exactitude.

Pour Berzélius, il y aurait également diminution d'urée dans l'inflammation chronique du foie.

Dans leur célèbre mémoire (2), Prévost et Dumas constatent non-seulement la relation qui existe entre les altérations du foie et les modifications que subit le taux de l'urée, mais encore semblent entrevoir, pour cet organe, une nouvelle fonction, lorsqu'ils disent : « Tous les chimistes savent que l'urine des malades affligés d'hépatite chronique, contient peu ou point d'urée *ce qui semble prouver* que les fonctions du foie sont nécessaires à sa formation. »

Les observateurs précédents notent tous la diminution d'urée dans les cas d'inflammation du foie. Pour

(1) Bibliothèque médicale, t. LVII, p. 127, 1817.
(2) Annales de chimie et de physique, t. XXXIII, p. 100.

W. Prout (1), les urines de malades atteints d'affections du foie, présenteraient, au contraire, un excès d'urée. Il dit, à cet égard : « On a prétendu que l'urée n'existait pas dans l'urine des personnes atteintes d'hépatite, mais cette observation ne s'accorde nullement avec mon expérience propre ; je crois, au contraire, qu'en général, il y a dans cette maladie plutôt excès d'urée qu'appauvrissement. »

Rayer (2) arrive aux mêmes conclusions que M. Prout : « Dans quelques cas d'hépatite chronique, dit-il, avec induration du foie et dans plusieurs cas de cirrhose avec ascite, sans ictère, j'ai toujours vu l'urine rare, fortement colorée en rouge, donner une masse abondante de nitrate d'urée, lorsque après l'avoir évaporée en consistance sirupeuse, on la traitait par l'acide nitrique. »

M. Bouchardat fait observer que, les urines étant rares, ainsi que Rayer l'avait noté lui-même, la quantité d'urée rendue dans les vingt-quatre heures devait être plus faible qu'à l'état normal.

En 1846, à propos de l'augmentation de l'urée dans un cas d'ictère spasmodique de cause morale, M. Bouchardat émet l'opinion « qu'il existe certainement une relation qu'on trouvera un jour entre les fonctions du foie et la production de l'urée » (3).

Dans un travail plus complet, sur cette même matière, M. le professeur Bouchardat reconnaît que certaines lésions du foie produisent une augmentation de l'urée,

(1) W. Prout. Traité de la gravelle, 1822, p. 23.
(2) Rayer. Traité des maladies des reins, t. I, p. 84.
(3) Annuaire de thérapeutique, 1846.

tandis que d'autres lésions du même organe en déterminent la diminution. Il recherche également les causes des variations de l'acide urique, et parmi ces causes, il cite certaines maladies du foie (1).

En 1869, dans son remarquable mémoire sur les conditions principales de la production de l'urée dans l'économie vivante (2), le savant professeur d'hygiène revient sur l'importance à accorder au foie dans la production de l'urée, en se basant sur l'étude du phénomène non-seulement chez les ictériques, mais encore chez les glycosuriques fortement atteints.

Parmi les auteurs français qui se sont encore occupés de cette question, il convient de citer M. Fouilhoux (Thèse de Paris, 1874), M. Brouardel (Documents inédits) et M. le professeur Charcot (Cours de la Faculté de médecine).

En Allemagne, le premier travail important publié sur ce sujet est dû à M. G. Meissner (3) qui mit à profit les observations de Frerichs sur les altérations de l'urine dans l'atrophie jaune aiguë du foie. Mais, ainsi que le fait remarquer M. le professeur Charcot, l'auteur allemand ne paraît connaître que les faits déterminant une diminution dans la production de l'urée.

Bien longtemps avant, Vogel (4) avait noté une diminution de l'urée dans un cas de cancer.

En Angleterre, les auteurs dont les recherches sur les variations de l'urée et de l'acide urique dans les mala-

(1) Annuaire de thérapeutique, 1867, p. 254.
(2) Annuaire de thérapeutique, 1869, p. 240-246.
(3) Archives de Henle, 1868.
(4) Zeitsch. für ration. Medicine, Bd. IV, p. 391, 1854.

dies du foie ont le plus avancé la question sont, sans contredit, M. Harley (1), M. Parkes (2) et M. Murchison (3).

(1) On jaundice and diseases of the Liverand Pancreas.
(2) *The Lancet*, t. I, april 8, 1871.
(3) Diseases of the Liver. — On continued Fever o Great Britan.

CHAPITRE PREMIER.

§ 1.er. — Propriétés chimiques de l'urée.

L'urée, entrevue par Bellini, Boerhaave, Schosser, Haupt, fut véritablement découverte par Rouelle, le jeune (1771), qui l'appela la matière savonneuse de l'urine.

Le nom de matière extractive huileuse de l'urine lui fut donné par Scheele qui la trouva également, en 1775 (*Mémoire sur le calcul de la vessie*).

Le premier, Cruikshank l'obtint en cristaux (1798); mais il faut arriver à Fourcroy et Vauquelin (1799),pour voir se constituer l'histoire chimique de cette substance. Ces illustres savants l'obtinrent à l'état de pureté, lui donnèrent le nom de l'urée et en étudièrent les propriétés saillantes.

Depuis le commencement du siècle, de nombreux chimistes en ont fait l'objet de leurs recherches et il nous suffira de citer les noms de Dumas, Chevreul, Quevenne, Cl. Bernard, en France; de Wœhler, Liebig, Brandes, Pettenkofer, en Allemagne; de Gregory, Bostock, Parkes, Beale, en Angleterre, pour avoir, par ce court aperçu historique, donné une idée suffisante de l'importance de ce corps.

L'urée a pour formule $C^2H^4Az^2O^2$. Elle cristallise sous forme d'aiguilles soyeuses, lorsque la cristallisation est trop rapide; ou de longs prismes à quatre pans aplatis.

Ces cristaux sont anhydres et légèrement hygrométri-
ques. Aussi, est-il indispensable de la dessécher avant
d'en faire une solution titrée.

L'urée se dissout dans son poids d'eau à 15 degrés,
dans cinq parties d'alcool froid et dans une partie d'alcool
bouillant. Elle se dépose quelquefois en prismes à base
carrée lorsqu'on évapore sa solution dans l'alcool faible.

La densité de l'urée $= 1,35$. Sa dissolution est neutre au papier de tournesol. L'urée fond vers 120 degrés,
puis se décompose vers 150 degrés, en dégageant de
l'ammoniaque. L'action ménagée de la chaleur produit
d'abord le bicyanate d'ammoniaque ou biuret qui a
pour formule $C^4H^5Az^3O^4$, puis de l'ammélide, de l'acide
cyanurique et, enfin, une modification isomérique, de
l'acide cyanique.

L'action de l'eau, des acides, des alcalis sur l'urée,
montre qu'on doit la considérer comme un amide, c'est-
à-dire un sel ammoniacal privé de deux équivalents
d'eau.

Une dissolution d'urée, abandonnée à l'air, se transforme peu à peu en carbonate d'ammoniaque par fixation
des éléments de l'eau.

Ainsi que l'a montré Bunsen, lorsqu'on chauffe à
140 degrés, dans un tube scellé, une dissolution d'urée,
la transformation est beaucoup plus rapide. C'est même
sur la réaction opérée dans ces conditions que ce chi-
miste a basé un procédé de dosage.

Sous l'influence des ferments, parmi lesquels M. Bé-
champs cite le néphrozymase, cette décomposition
s'opère lentement. Il en est de même dans les urines
chargées de sucre.

Lorsqu'on fait agir un acide, l'acide sulfurique par exemple, sur une dissolution d'urée, cette substance se transforme encore en ammoniaque et en acide carbonique ; mais dans cette réaction, l'acide carbonique se dégage, et il reste du sulfate d'ammoniaque. Le procédé de dosage de l'urée de Heintz est basé sur ce fait. Par contre, le contact des alcalis avec cette dissolution produit naturellement le dégagement de l'ammoniaque et la fixation de l'acide carbonique.

L'action du chlore sur l'urée diffère, suivant qu'il est à l'état gazeux ou en dissolution.

L'urée fondue, traversée par un courant de chlore, se transforme en acide cyanique ; il se fait en même temps de l'acide chlorhydrique (Wurtz), du chlorhydrate d'ammoniaque et de l'azote.

$$3C^2H^4Az^2O^2 + 6Cl = C^6Az^3H^3O^6 + 5HCl + AzH^4Cl + Az$$

Si l'on fait agir du chlore en dissolution ou un hypochlorite, l'urée se décompose en acide carbonique et en azote :

$$C^2H^4Az^2O^2 + 2HO + 6Cl = 6ClH + 2CO^2 + 2Az$$

Les volumes d'azote et d'acide carbonique dégagés sont égaux.

Lorsqu'on emploie un hypochlorite, au lieu d'acide chlorhydrique, il se forme un chlorure correspondant :

$$C^2H^4Az^2O^2 + 6MOClO = 2CO^2 + 2Az + 4HO + 6MCl :$$

Il en serait de même avec les hypobromites alcalins.

L'acide azoteux, l'acide azotique chargé de vapeurs nitreuses, l'azotite acide de mercure opèrent la même décomposition de l'urée en azote et en acide carbonique : Gerhard, Wurtz, Hoppe-Seyler, admettent la formation d'un volume d'azote double de celui de l'acide carbonique :

$$C^2H^4Az^2O^2 + 2AzO^3 = 4HO + 4Az + 2CO^2$$

Prévost et Dumas, Millon, Berthelot, ont, au contraire, constaté la formation de volumes égaux d'acide carbonique et d'azote.

$$C^2H^4Az^2O^2 + 6O = 4HO + 2Az + 2CO^2$$

Cette démonstration a été également faite par M. Gréhaut.

Dans la réaction de l'acide azoteux ou de l'acide azotique nitreux sur l'urée, Liebig, Wœhler, Ludwig, plus récemment, M. Boussingault et M. Boymond, ont signalé la présence de l'ammoniaque. Ce dernier auteur exprime ainsi la vraie réaction de l'acide azoteux sur l'urée :

$$C^2H^4Az^2O^2 + AzO^3 = AzH^3 + HO + 2Az + 2CO^2$$

Ou bien en opérant avec l'acide azotique nitreux :

$$C^2H^4Az^2O^2 + AzO^5HO + AzO^3 = AzH^3, AzO^5, + HO + 2Az + 2CO^2$$

En faisant agir l'hydrogène naissant sur le nitrate d'urée, M. G. Bouchardat [1] a produit la décomposition de l'urée en eau, ammoniaque et volumes égaux d'acide carbonique et d'azote :

$$C^2H^4Az^2O^2 + AzO^5HO + 2H = 4HO + AzH^3 + 2CO^2 + 2Az$$

D'après lui, l'acide nitrique cède de l'oxygène à l'hydrogène pour former de l'eau, et l'on est en présence de l'acide nitreux et de sa réaction connue.

[1] G. Bouchardat. Thèse de 1869.

Les acides forts décomposent l'urée. Moins concentrés, ils se combinent avec elle. On connaît le nitrate, l'oxalate, le chlorhydrate le tartrate, le succinate d'urée, etc., etc.

Il existe aussi des nitrates doubles d'urée et d'argent, de mercure, de soude, etc.

Avec certains chlorures et oxydes métalliques (mercure, argent, sodium), l'urée forme des combinaisons multiples :

Lorsqu'on mélange une solution d'urée avec une solution de nitrate de mercure, on obtient un précipité blanc gélatineux, devenant grenu dans l'eau bouillante. C'est un composé d'urée et d'oxyde de mercure qui répond à la formule : $C^2H^4Az^2o^2,4HgO$, et qui a été appliqué au dosage de l'urée par Liebig.

L'urée peut être retirée de l'urine en traitant ce liquide, après concentration préalable, par l'acide azotique froid; on obtient des cristaux d'azotate d'urée qu'on purifie, et dont on extrait l'urée en traitant une solution de ces cristaux par le carbonate de potasse.

On peut produire l'urée artificiellement, et c'est à Wœhler que revient l'honneur de cette synthèse (1828), la première qui fut faite d'un corps organique.

Wœhler unissait directement l'acide cyanique à l'ammoniaque, à la température ordinaire; la dissolution de cyanate d'ammoniaque abandonnée à elle-même, déposait un corps cristallisé, l'urée, dont la seule différence avec le cyanate d'ammoniaque, consiste dans un autre groupement molléculaire :

$$AzH^3HOC^2AzO = C^2H^4Az^2O^2$$

Lorsqu'on fait bouillir de l'acide urique avec du peroxyde de plomb, outre l'acide carbonique, l'allantoïne et l'acide oxalique, on obtient de l'urée.

Le procédé de Liebig, pour la préparation artificielle de l'urée, est une modification de celui de Wœhler.

. Au moyen du ferro-cyanure de potassium et du bi-oxyde de manganèse, on prépare du cyanate de potasse ; puis, par double décomposition, au moyen du sulfate d'ammoniaque, on le transforme en cyanate d'ammoniaque.

Dans ce court exposé des propriétés chimiques de l'urée, nous nous sommes exclusivement borné à rappeler celles qui peuvent servir de base aux procédés de dosage que nous allons maintenant passer rapidement en revue.

§ 2. — DOSAGE DE L'URÉE.

Dans les réactions qui servent de base au dosage de l'urée, on applique tantôt la méthode des pesées, longue et difficile ; tantôt la méthode volumétrique, plus commode et plus précise que la première.

Méthodes des pesées. — Les principaux procédés basés sur cette méthode sont ceux de Lecanu, Berzélius, etc...

1° M. Lecanu a proposé de peser l'urée à l'état d'azotate. On évapore l'urine à 1/10, et pendant qu'elle est encore chaude, on l'étend de 3 fois son volume d'alcool. Après refroidissement on filtre : l'urée passe en dissolution ; on évapore au bain-marie pour chasser l'alcool, et quand il ne reste plus que quelques centimètres cubes de liquide, on y ajoute un volume égal d'acide azotique. Il se forme du nitrate d'urée qu'on égoutte, et qu'on pèse après dessiccation. Ce nitrate renferme 53,07 pour 100 d'urée.

La solubilité partielle de l'azotate d'urée, et, d'autre part, le peu de fixité de sa composition, sont les principales causes de l'inexactitude de ce procédé.

2° Berzélius indique la pesée de l'urée à l'état d'oxalate. On épuise par l'alcool absolu le résidu de l'évaporation de l'urine, puis on distille pour retirer l'alcool. On reprend par l'eau en présence du noir; on filtre, on concentre; puis on sature d'acide oxalique à la température de 60 degrés. L'oxalate d'urée, qui se dépose, contient 57,18 p. 100 d'urée.

3° Le principe de la méthode de Heintz et Ragsky est le suivant : en présence de l'acide sulfurique concentré, l'urée se dédouble en acide carbonique et en ammoniaque, en absorbant deux équivalents d'eau; l'acide carbonique se dégage, et l'ammoniaque se combine avec l'acide sulfurique, en donnant naissance à du sulfate d'ammoniaque, duquel on sépare l'ammoniaque sous forme de chlorure double de platine et d'ammonium : en déterminant le *poids* de ce dernier, on peut trouver la quantité d'ammoniaque, et, par suite, celle de l'urée décomposée.

Ce procédé est sujet à de nombreuses causes d'erreur. En effet les composés azotés qui accompagnent l'urée fournissent également de l'azote : en outre, ainsi que M. Boymond s'en est assuré, la décomposition de l'urée n'est pas complète.

4° La dissolution d'urée chauffée dans des tubes scellés se décompose en carbonate d'ammoniaque. Sur cette réaction déjà indiquée, M. Bunsen, a fondé un mode de dosage de l'urée assez exact. Pour connaître la quantité de carbonate produit, on commence par mélanger à un volume donné d'urine une solution de chlorure de baryum additionné d'ammoniaque. On chauffe en tube scellé et l'on déduit la quantité d'urée du *poids* du carbonate de baryte produit.

On a remplacé le chlorure de baryum par une solution de potasse titrée ; on trouve la quantité de carbonate produit, en déterminant l'augmentation du titre.

5° L'acide azoteux décompose l'urée en acide carbonique et en azote :

$$C^2H^4Az^2O^2 + 2AzO^3 = 4HO + 4Az + 2CO^2$$

Cette réaction a servi de point de départ au procédé de Millon dont le réactif formé d'azotate et d'azotite de mercure mélangés avec un excès d'acide azotique, se prépare en dissolvant 125 grammes de mercure dans 168 grammes d'acide azotique d'une densité $= 1,4$ et en étendant de deux fois son volume d'eau.

L'acide carbonique produit est reçu dans un tube à boule pesé d'avance et contenant une solution de potasse caustique. L'augmentation de *poids* du tube fait connaître la quantité de gaz produit et par suite la proportion d'urée.

La pesée du tube nécessite l'emploi d'une balance de précision : on peut s'en passer en dosant l'acide carbonique à l'aide d'une solution titrée de baryte, suivant le conseil de M. Berthelot.

6° Le procédé de M. Boymond (1) est celui de Millon

(1) Boymond. Thèse de l'Ecole de pharmacie, 1872.

modifié. Après s'être assuré que dans la décomposition de l'urée par l'acide azoteux, l'acide carbonique et l'azote se forment par volumes égaux, M. Boymond les laisse se dégager et dose l'urée, en déterminant la perte de *poids* subie par l'appareil qui sert à la réaction.

$$C^2H^4Az^2O^2 = 2Az + 2CO^2$$
$$60 = 28 + 44 = 72$$

Autrement dit, 60 grammes d'urée produisent par leur décomposition 72 grammes de gaz.

Le réactif dont se sert M. Boymond est plus concentré que celui de Millon. Il le prépare en dissolvant 125 gr. de mercure dans 170 grammes d'acide azotique et en étendant la dissolution de son volume d'eau distillée.

7° Dans son procédé de dosage, M. G. Bouchardat met à profit l'action de l'hydrogène naissant sur le nitrate d'urée. Nous avons exposé cette action plus haut. On obtient le *poids* de l'urée en multipliant celui de l'acide carbonique dégagé par le rapport: $\frac{60}{44} = 1.3636$.

Outre la promptitude de son action, le réactif de Millon est encore précieux. Car, d'après les recherches de Millon et de M. Boymond, l'acide azoteux n'agit en aucune manière sur la créatine, la leucine, la tyrosine, etc,. L'acide urique ne donne de gaz qu'après plusieurs heures de réaction, et en quantité minime.

Méthode volumétrique.

Le réactif de Millon est employé dans quelques-uns des procédés basés sur cette méthode; les solutions d'hypochlorites ou d'hypobromites alcalins sont utilisées par la plupart des autres.

1₀ Le procédé de M. Bouchard doit sa supériorité d'exactitude à l'emploi du réactif de Millon, dont les avantages ont été signalés plus haut.

L'appareil se compose d'un tube gradué fermé par un bout, et long de 60 centimètres environ. On y verse 10 cent. cubes du réactif de Millon, par-dessus du chloroforme : on y ajoute 2 cent. cubes d'urine et on achève de remplir avec de l'eau. Le tube, bouché avec le doigt, est renversé pour mélanger les liquides, puis agité pour achever la réaction. On enlève le doigt après avoir plongé le tube dans l'eau. Un morceau de potasse introduit au moyen d'un bouchon percé d'un trou absorbe l'acide carbonique : on lit ensuite le nombre de divisions occupées par l'azote, en plongeant le tube dans l'eau, et en faisant coïncider les niveaux des liquides.

2ᵉ Dans le procédé de M. Gréhant, l'opération se fait dans un long tube, mis en communication avec la machine pneumatique à mercure de M. Alvergniat. Il faut d'abord priver l'urine des gaz qu'elle tient en dissolution, et de ceux qui proviendraient de l'action du réactif de Millon sur les carbonates. A cet effet, on traite l'urine dans le tube à réaction par quelques gouttes d'acide acétique, en chauffant légèrement ; puis, après avoir fait plusieurs fois le vide, on mesure le volume d'acide carbonique ou d'azote obtenu. Un cent. cube de CO^2 représente 2^{mm} 683 d'urée à 0₀ et à la pression 760. Ce procédé, impossible en dehors des laboratoires, est très-exact et permet de contrôler l'analyse, puisque l'on recueille les deux gaz, acide carbonique et azote. (Yvon.)

L'hypochlorite ou l'hypobromite de soude employé dans les procédés de M. Leconte, de M. Esbach,

de M. Yvon, etc, ne décomposent pas seulement l'urée,
mais aussi les autres matières azotées de l'urine. Il en
résulte un excès d'azote évalué par M. Leconte à 1/20,
par M. Yvon à 4 1/2 pour 100, et par M. Esbach à 1ᵧ70.
D'après ce dernier l'acide urique donne 1ᵧ10 de son
azote, la créatine les 2ᵧ3, la créatinine 1ᵧ10. Pour éviter
l'erreur on peut précipiter la créatinine par le chlorure
de zinc et les urates par l'acétate de plomb.

Le premier, le Dr H. Davy a indiqué la réaction qui
sert de base au procédé de M. Leconte, savoir la décomposition de l'urée en azote et acide carbonique sous
l''influence des hypochlorites.

$$C^2H^4Az^2O^2 + 6MOClO = 6MCl + 4HO + 2CO^2 + 2Az$$

L'acide carbonique est retenu par la liqueur alcaline,
et on reçoit l'azote sous une éprouvette graduée. 0 gr. 10
d'urée doivent donner 37 centimètres cubes d'azote.
L'opération dure beaucoup plus longtemps que dans les
procédés suivants.

Le réactif employé par MM. Yvon, Regnard et Esbach
est une solution d'hypobromite de soude dont la formule
est variable. Voici celle dont se sert M. Yvon :

Brome......................	5 grammes.
Lessive de soude..............	30 —
Eau distillée................	125 —

Procédé d'Esbach. — L'appareil se compose d'un tube
gradué fermé par un bout. On y introduit de l'hypobromite de la lessive de soude étendue, et 1 centimètre cube
d'urine. On bouche le tube, on agite, puis on le plonge
dans un vase rempli d'eau.

Le gaz qui s'est formé chasse de l'eau en se dilatant; on égalise les niveaux et, après avoir de nouveau bouché le tube, dans l'eau, avec le doigt, on le retire. Le volume restant est moindre que le volume primitif, une partie ayant été chassée par le gaz. Ce qui manque représente le volume de gaz dégagé. Comme terme de comparaison, on se sert d'une solution normale d'urée.

Procédé de Regnard. — Pour mesurer le gaz, M. Regnard se sert d'un tube gradué plongeant dans une éprouvette pleine d'eau, et relié par un tube en caoutchouc, placé sur une petite tubulure supérieure, à la partie de l'appareil où s'opère la réaction. C'est un tube à 3 boules. Celle de gauche reçoit l'urine, celle de droite l'hypobromite; on ne met rien dans celle du milieu. D'un côté, ce tube communique avec l'appareil mesureur. De l'autre, il est fermé par un bouchon de caoutchouc que traverse une tige de verre. En enfonçant plus ou moins cette tige, on comprime ou on dilate l'air pour déterminer l'affleurement de l'eau, au niveau d'une division de la cloche graduée. En agitant l'appareil, on mélange les liquides dans la boule centrale, le dégagement d'azote s'opère et refoule l'eau : on fait la lecture après avoir égalisé les niveaux.

Procédé d'Yvon. — L'uréomètre d'Yvon se compose d'un tube de verre long de 40 centimètres et d'un diamètre intérieur de 6 à 8 millimètres. Vers son quart supérieur il est muni d'un robinet de verre, à partir duquel il est divisé de chaque côté en centimètres cubes et dixièmes de centimètres cubes ; on plonge la longue partie de cet instrument dans une éprouvette évasée à sa partie supérieure et contenant du mercure, de manière à remplir le tube jusqu'au robinet, sans laisser d'air. Ensuite on verse dans la petite branche, 10 centimètres cubes d'une solution composée de 1 centimètre cube d'urine et d'eau, que l'on mesure dans la partie supérieure du tube ; puis, ouvrant le robinet, on fait pénétrer le liquide dans la longue partie du tube. On lave le tube mesureur avec de la lessive de soude étendue, et on réunit ce liquide au premier. On fait enfin pénétrer 5 à 10 centigrammes d'une solution d'hypobromite de soude. L'urée se décompose et après la cessation de dégagement du gaz on introduit dans la longue partie du tube une petite quantité de la solution d'hypobromite pour s'assurer si l'urée a été complètement décomposée. On retire le tube de l'éprouvette en le bouchant avec le doigt et on le porte sur une cuve à eau. Le mercure tombe au fond et est remplacé par de l'eau. On égalise les deux niveaux de la cuve et du tube et on note le volume du gaz, qui est de l'azote pur, l'acide carbonique ayant été absorbé par l'excès de soude caustique de la liqueur.

Pour connaître la quantité d'urée correspondant à l'azote trouvé, on répète, dans les mêmes conditions, une analyse semblable avec une solution titrée d'urée pure desséchée à 100°, et en opérant sur 1 ou 2 centigrammes d'urée au plus. On évite ainsi les calculs exigés par les corrections relatives à la température de zéro et à la pression normale.

D'après le calcul, 1 centigramme d'urée produit à 0° et à 760^{mm} de pression 3^{cc}7 d'azote. Si, dans les conditions de l'expérience, on trouve que 1 centigramme d'urée fournit 4^{cc} 1 d'azote, et que l'urine analysée en dégage 4^{cc} 6, le poids de l'urée sera donné par la proportion. (Gorup-Besanez) (1).

$$0{,}01 : 4{.}1 = x : 4{.}6 \; ; \; x = 0{,}01 \times \frac{4{.}6}{4{.}1}$$

Procédé de Liebig. — Il offre les avantages des méthodes volumétriques, exactitude et rapidité d'exécution. Les manipulations qu'on est obligé de faire subir à l'urine rendent les analyses plus longues et font que l'emploi de ce procédé n'est guère possible en dehors du laboratoire.

Lorsqu'on mélange l'azotate de bioxide de mercure avec l'urée, on obtient, sous forme de précipité blanc, floconneux, une combinaison qui se fait entre un équivalent d'urée et 4 équivalents de bioxyde. 7.7 d'oxyde de mercure ou bien 7.148 de mercure précipitent une partie d'urée.

Chaque centimètre de la solution dont on se sert précipite 0.010 d'urée. L'appareil se compose d'une burette de Mohr.

On se débarrasse des sulfates contenus dans l'urine au moyen d'une solution de baryte; du chlorure de sodium avec l'azotate d'argent; de l'albumine en la précipitant et en la filtrant; de certaines matières azotées au moyen de l'acétate neutre de plomb (2). Ces substances, en effet, pourraient donner un précipité avec la solution mercurielle.

(1) Gorup-Besanez. Analyse zoochimique, traduction de M. le Dr Gautier.
(2) Kletrinsky Heller's. Archiv., 1853, p. 252.

§ 3. — PROPRIÉTÉS CHIMIQUES DE L'ACIDE URIQUE.

L'acide urique a pour formule : $C^{10}H^4Az^4O^6$.

Lorsqu'il est pur, c'est une poudre blanche, composée de petits cristaux, offrant au microscope tantôt la forme de tables rhombiques, tantôt celle de plaques hexagonales, tantôt enfin celle de prismes à quatre côtés et à angles droits.

Il est très-peu soluble dans l'eau (1 partie exige pour se dissoudre 11,000 parties d'eau froide et 1,900 parties d'eau bouillante), complètement insoluble dans l'éther et dans l'alcool.

Il se dissout sans décomposition dans l'acide sulfurique concentré, mais l'eau le précipite de cette dissolution (1).

Il est assez facilement soluble dans les phosphates, les lactates et les acétates alcalins.

Chauffé dans un tube, l'acide urique se dédouble en urée et en acide cyanurique qui subliment : en même temps il se forme de l'acide cyanhydrique, du carbonate d'ammoniaque, des produits huileux et un charbon azoté.

Lorsqu'on fait bouillir l'acide urique avec de l'acide plombique, il se forme de l'acide carbonique qui se dégage avec effervescence, de l'acide oxalique qui se combine avec l'oxyde de plomb, de l'urée et de l'allantoïne qui se dissolvent, et qu'on peut séparer par cristallisation.

Traité par l'ozone, l'acide urique, en suspension dans

(1) Gorup-Besancz, *loc. cit.*

l'eau, donne de l'allantoïne, de l'urée et de l'acide carbonique.

En présence de l'hydrogène naissant, l'acide urique se transforme en xanthine et en sarkine.

L'iode oxyde l'acide urique, en présence de l'eau. Pour cette raison, sans doute, l'urine décolore l'iodure d'amidon (Gorup-Besanez) (1).

Sous l'influence de quatre parties d'acide azotique concentré, une partie d'acide urique se dédouble en alloxane et en urée :

$$C^{10}H^4Az^4O^6 + 2O + H^2O^2 = C^8H^2Az^2O^8 + C^2H^4Az^2O^2$$

Acide urique.　　　　　Alloxane.　　　Urée.

L'acide urique se dissout dans l'acide azotique avec effervescence. Cela tient à ce que l'urée décomposée au fur et à mesure de sa formation par l'acide azoteux, donne de l'azote et de l'acide carbonique.

L'autre produit de la réaction, l'alloxane, subit des transformations remarquables, dont le terme ultime est la murexide, obtenue au moyen des vapeurs ammoniacales, et qui sert à caractériser l'acide urique.

La potasse caustique fait virer au bleu pourpre la couleur rouge de la murexide.

L'acide urique est bibasique et forme, avec les bases, des sels neutres et des sels acides, les premiers plus solubles.

Lorsque les urates se trouvent en trop grande proportion dans l'urine, ils forment un dépôt apparent, surtout quand l'urine est refroidie. Une élévation de température

____

(1) Gorup-Besanez, *loc. cit.*

peut les redissoudre : l'addition d'un acide minéral en précipite l'acide urique.

Les urates suivants sont les plus connus : l'urate acide de soude se présente au microscope sous forme de globules, dont la surface est hérissée de piquants qui, surtout dans les solutions étendues, ne tardent pas à se transformer en prismes hexagonaux ou en tables épaisses.

L'urate acide d'ammoniaque, souvent mélangé avec d'autres urates ou de l'acide urique libre, se présente au microscope, tantôt comme le précédent, tantôt sous forme d'une poudre foncée, grenue, complètement amorphe. Il brûle sans résidu, comme l'acide urique : aussi, pour le distinguer, faut-il constater le dégagement d'ammoniaque.

L'urate acide de chaux est une poudre blanche amorphe qui, chauffée au rouge, laisse du carbonate de chaux.

§ 4. — RECHERCHE ET DOSAGE DE L'ACIDE URIQUE.

L'acide urique étant, pour ainsi dire, insoluble dans l'eau, se rencontre presque toujours uni à des bases et à l'état d'urate. Pour le rechercher dans l'urine, on en évapore une certaine quantité après avoir séparé l'albumine, s'il y en a; on traite par l'alcool l'urine concentrée pour enlever l'urée et les substances solubles, le résidu est ensuite traité par l'acide chlorhydrique étendu, qui décompose les urates et laisse l'acide urique libre.

Dans une capsule, on place un peu d'acide urique qu'on arrose avec une goutte d'acide azotique. On chauffe, et le dépôt présente une coloration rougeâtre, qui devient pourpre par l'addition d'une goutte d'ammoniaque, étendue au dixième.

Une température de 240° est nécessaire pour que la transformation par l'acide azotique se produise : d'un autre côté, lorsqu'on a trop chauffé, la réaction devient impossible. Pour toutes ces raisons, M. Magnier de la Source (1), oxyde l'acide urique au moyen d'une liqueur contenant 5 ou 6 gouttes de brome pour 100 cc. cubes d'eau. Le résidu, où l'on recherche l'acide urique, est arrosé d'un peu d'eau bromée ; on évapore au bain-marie, et, finalement, il reste un enduit rouge brique que la potasse colore en bleu et l'ammoniaque en pourpre.

Selon Scherer, la tyrosine, l'hypoxanthine et la xanthoglobuline donnent avec l'ammoniaque une coloration semblable à celle de l'acide urique. Cependant il ajoute que la teinte tire plutôt sur le jaune que sur le rouge.

Pour éviter toute confusion, Schiff recommande l'emploi du carbonate d'argent récemment préparé. On précipite le nitrate par le carbonate de soude : 1 cc. du précipité donné une coloration grise avec $\dfrac{1}{47,500}$ de gramme d'acide urique. Pour éviter que les chlorures et les phosphates ne troublent la réaction, on ajoute quelques gouttes de nitrate d'argent au liquide à essayer, on filtre vivement et on verse le carbonate de soude.

Lorsqu'on fait tomber sur du papier à filtre quelques gouttes d'une solution d'acide urique dans le carbonate de soude, et qu'on ajoute du nitrate d'argent, on voit apparaître une tache grise, révélant la présence de l'acide

(1) Bull. Soc. chim.

urique. L'acide tannique donne également une tache
grise avec le carbonate d'argent : on le distinguera de
l'acide urique au moyen du perchlorure de fer qui le co -
lore en noir (1).

La tache est due à la réduction de l'oxyde d'argent.

En mélangeant une solution d'acide urique dans la
potasse ou la soude, avec unedissolution de sulfate de
cuivre, on obtient un précipité blanc d'urate de pro-
toxyde de cuivre : si l'on chauffe, il se sépare du pro-
toxyde de cuivre rouge. Gorup-Besanez (2).

Dosage de l'acide urique. — On dose l'acide urique en
e précipitant au moyen de l'acide chlorhydrique. Au
bout de vingt-quatre ou trente-six heures, il ne se sépare
plus rien. Des traces, seulement, restent en dissolution.
On prend 200 cc. d'urine et on y ajoute 20 cc. d'acide
chlorhydrique. On agite le mélange, et on le laisse au
froid pendant vingt-quatre ou trente-six heures. A ce
moment, l'acide urique cristallise au fond du vase, sur
les parois et à la surface du liquide, dont la teinte foncée
est due à l'urohématine mise en liberté par l'acide. Les
cristaux sont recueillis sur un petit filtre et lavés avec
de l'alcool. Ensuite, on acidule avec quelques gouttes
d'acide chlorhydrique, on sèche et on pèse. On aura
ainsi le poids d'acide urique contenu dans 200 cc.
d'urine.

Pour savoir la quantité d'acide urique rendue dans les
vingt-quatre heures, il faut résoudre le problème suivant : Si 200 cc. d'urine renferment x grammes d'acide

(1) Harley. De l'urine et de ses altérations pathologiques.
(2) *Loc. cit.*

urique, 1000 cc. ou la quantité d'urine excrétée en vingt-quatre heures renfermeront $\dfrac{x \times 1000}{200}$.

Au moyen de ce simple calcul, on arrive à connaître assez exactement la quantité d'acide urique rendu en vingt-quatre heures (1).

Pour tenir compte de la perte, due à la solubilité de l'acide urique dans l'eau, perte en partie compensée d'ailleurs par la matière colorante que l'acide entraîne, on augmente le poids de l'acide urique de 0gr,0045 par chaque 100 cc. d'urine.

Lorsqu'on dose l'urée au moyen de l'hypobromite de soude, on peut doser l'acide urique par la même occasion. Un premier essai avec l'urine pure, donne l'azote provenant de tous les matériaux que le réactif peut décomposer. Un deuxième essai est fait avec l'urine privée d'acide urique au moyen d'acétate de plomb qui le précipite. La différence indique la quantité d'azote fournie par l'acide urique. (Yvon) (1).

Si, par exemple, 1 cc. d'urine pure a donné par sa décomposition 21 divisions et que la même quantité ait donné après précipitation par l'acétate de plomb 19,5 divisions, on en conclura que les urates sont représentés par 21 — 19,5 = 1,5.

Il est bon d'éliminer l'excès de plomb par le phosphate de soude : cependant, dans un essai clinique, on peut s'en dispenser, l'hypobromite dissolvant, grâce à son alcalinité, l'oxyde de plomb précipité (Yvon). D'après M. Magnier de la Source, la solution d'hypobromite ne

(1) Harley, *loc. cit.*
(2) Thèse de Paris, 1875.

dégageant que la moitié de l'azote de l'acide urique, il faut, dans un dosage d'acide urique, doubler le poids obtenu par le calcul. Mais les essais de M. Magnier n'ayant porté que sur l'acide urique, M. Yvon fait remarquer, avec raison, que l'influence de l'urée, dont la décomposition s'opère en même temps, n'a pas été déterminée, ce qui pourrait bien être la cause de la diffé-lance des résultats (1).

§ 5. — LEUCINE ET TYROSINE.

Outre l'urée et l'acide urique, parmi les substances qu'on rencontre assez souvent dans les urines des ma-erdes atteints d'affections du foie, il y en a deux : la leu-cine et la tyrosine, dont l'importance est trop grande pour que nous les passions absolument sous silence.

Ce ne sera pas, croyons-nous, sortir de notre sujet que d'étudier, en quelques lignes, le moyen de les recon-naître et de les caractériser.

LEUCINE. — La leucine se présente sous forme de lamelles ou d'écailles incolores et nacrées, grasses au toucher, insipides et inodores. Au microscope, elle appa-raît sous forme de masses composées de fines aiguilles groupées concentriquement et ressemblant parfois à des gouttelettes graisseuses, arrondies. Elle diffère cepen-dant, par ses réactions chimiques, des matières grasses dont elle présente un peu l'aspect. Elle est, en effet, très-soluble dans l'eau (27 parties d'eau froide), peu soluble dans l'alcool (625 parties d'alcool), insoluble

(1) **Yvon.** Thèse de Paris, 1875.

dans l'éther. Par le refroidissement, elle se précipite en partie de ses solutions bouillantes dans l'esprit de vin.

A 170 degrés, les écailles de leucine se subliment, sans décomposition. Chauffée plus fortement, elle se décompose avec formation d'amylamine et d'acide carbonique.

Les sels de fer, de cuivre, de mercure, et, en général, les sels métalliques ne précipitent par les solutions aqueuses de leucine (1).

Une solution de leucine et d'acétate neutre de plomb chauffée à l'ébullition et additionnée d'ammoniaque dépose une combinaison de leucine et d'oxyde de plomb sous forme de lamelles miroitantes.

Les acides azotique, chlorhydrique, sulfurique dissolvent la leucine en formant avec elle des combinaisons cristallisables, dont l'une, le chlorhydrate de leucine, mélangé avec une solution de chlorure de platine, donne un chlorhydrate double de leucine et de platine sous forme de grains jaunes assez facilement solubles dans l'eau, insolubles dans l'alcool.

Recherche de la leucine. — Pour reconnaître la leucine, Scherer a proposé le procédé suivant : on met un peu de la substance à analyser sur une spatule en platine, on y ajoute de l'acide nitrique, on évapore à siccité et on traite le résidu par la soude caustique qui le dissout. Quand la solution ainsi obtenue est concentrée, elle se présente sous forme d'une goutte huileuse, qu'on fait facilement rouler en tous sens sur la spatule.

Il est rare que l'urine renferme assez de leucine pour

(1) Gorup-Besanez, *loc. cit,*

permettre l'application de cet essai, aussi faut-il, dans la plupart des cas, se contenter de l'examen microscopique.

On évapore 30 grammes d'urine en consistance sirupeuse et, après refroidissement, on voit au microscope des globules d'aspect huileux réfractant fortement la lumière et présentant, dans le cas d'urine ictérique, une teinte jaune foncée.

La légèreté spécifique des globules de leucine, qui surnagent dans l'eau, leur apparence, pourraient au premier abord les faire prendre pour de l'huile. On les distinguera des matières grasses par leur insolubilité dans l'éther.

Dans certains cas, d'après Harley, les globules de leucine offrent une structure lamelleuse qu'on rencontre dans les cristaux microscopiques de carbonate de chaux: mais les cristaux calcaires vont au fond de l'eau, tandis que les globules de leucine surnagent.

Toutes ces recherches sont purement qualitatives, car jusqu'à présent on n'a pas trouvé de procédé d'analyse quantitative, susceptible d'être appliqué aux recherches cliniques.

TYROSINE. — La tyrosine diffère de la leucine par son aspect cristallin. A l'état pur elle constitue une masse blanche comme la neige, formée de longues aiguilles superposées qui, à leur tour, sont constituées par de petites aiguilles groupées en étoiles. Elle est insipide et inodore, insoluble dans l'eau, assez soluble dans les acides minéraux et les alcalis, plus soluble dans l'alcool et dans l'éther. Chauffée sur une lame de platine, la tyrosine brûle sans résidu en répandant une odeur de corne brûlée.

L'acide azotique bouillant forme avec la tyrosine de l'azotate de nitrotyrosine qui, par évaporation, reste sous forme d'un résidu jaune que la potasse et l'ammoniaque colorent en brun rouge foncé (1).

D'après L. Meyer, l'azotate de bioxyde de mercure précipite à l'ébullion, une solution de tyrosine en flocons blanc jaunâtre qui prennent une couleur rouge foncée lorsqu'on les traite par quelques gouttes d'acide azotique fumant mélangé avec beaucoup d'eau et chauffé à l'ébullition.

La réaction de Piria très-sensible surtout en l'absence de leucine s'obtient de la manière suivante. On humecte un peu de tyrosine placée sur un verre de montre avec quelques gouttes d'acide sulfurique concentré : on obtient une coloration rouge passagère. On couvre ensuite le verre de montre et on l'abandonne à lui-même pendant une demi-heure : au bout de ce temps on étend d'eau, on sature avec du carbonate de baryte et on filtre.

L'addition au liquide filtré d'une solution de perchlorure de fer neutre fait apparaître immédiatement une magnifique coloration violette. Il se forme de l'acide sulfotyrosique dont les sels neutres donnent, avec le perchlorure de fer, une coloration violet foncé (2).

Dans l'urine, la tyrosine est si intimement mélangée avec la leucine, qu'il faut la purifier avant d'en faire l'essai. Pour cela on commence par précipiter la matière colorante de l'urine au moyen d'une solution d'acétate de plomb basique; on filtre et on débarrasse le liquide de l'excès de plomb au moyen d'un courant d'hy-

(1) Gorup-Besanez, *loc. cit.*
(2) Gorup-Besanez, *loc. cit.*

drogène sulfuré : on filtre de nouveau et on évapore le liquide presque à siccité. La tyrosine cristallise en groupes étoilés.

On peut distinguer la leucine de la tyrosine au moyen des propriétés suivantes :

1° La leucine est sublimable, la tyrosine ne l'est pas.

2° La tyrosine brûle en dégageant une odeur de poils grillés.

3° La tyrosine est très-difficilement soluble dans l'eau tandis que la leucine s'y dissout assez facilement.

4° La tyrosine se présente sous forme de masses soyeuses composées de fines aiguilles et la leucine sous forme de globules d'aspect huileux (1).

(1) Gorup-Besanez. *Loc cit.*

CHAPITRE II.

« Le foie n'est plus, dit Monneret (1), considéré aujourd'hui comme un simple organe de la sécrétion biliaire. La doctrine de Galien, un moment ébranlée par Riolan, mais étayée de nouveau par les expérimentateurs modernes, a prévalu. Elle montre qu'il se passe dans cet organe des métamorphoses importantes de la matière animale, que le sang y subit une élaboration profonde, peut-être même que l'élément globulaire s'y forme et que les matières albuminoïdes et les hydrocarbures concourent à la formation du sang.

M. Cl. Bernard s'est efforcé de mettre dans le foie la production de la glycose et le foyer principal de la calorification..... » Ces quelques lignes résument les fonctions physiologiques du foie, admises de nos jours, soit que ces fonctions s'exécutent dans deux organes de texture différente, mais associés, la g'ande vasculaire sanguine pour la substance glycogène et la glande en grappe composée pour la bile, soit qu'au contraire, les rapports les plus intimes existent entre les origines des deux systèmes biliaire et glycogénique.

Le rôle du foie envisagé de cette façon parait assez simple. Il est vrai de dire que, pour certains physiologistes, tout ne se borne pas à une production de bile et de matière glycogène, mais que le foie remplit d'autres fonctions importantes, ce qui peut faire justement pen-

---

(1) Traité de pathologie interne, t. I.

ser que le complexus fonctionnel de cet organe n'est qu'en partie connu jusqu'à ce jour.

Des travaux récents, basés sur des preuves expérimentales et sur des faits d'ordre clinique, tendent à faire admettre pour le foie une autre fonction qu'on pourrait appeler désassimilatrice, car elle aurait pour résultat principal la formation des deux grands produits de la désassimilation azotée, l'urée et l'acide urique.

Entrevue il y a longtemps par Prévost et Dumas (1), et par M. le professeur Bouchardat (2), l'existence de cette nouvelle fonction du foie a reçu de M. G. Meissner (3) la première sanction expérimentale.

Avant d'étudier l'état actuel de la science à cet égard, il ne nous paraît pas inutile de passer rapidement en revue les explications qu'on a données jusqu'à présent de la production de l'urée et de l'acide urique, et de voir où cette fonction a été successivement localisée.

§ 1. — ORIGINE ET ÉLIMINATION DE L'URÉE.

a. L'existence de l'urée a été constatée dans la plupart des liquides de l'organisme.

Cette substance, une fois reconnue et trouvée dans l'urine, fut recherchée d'abord dans le sang. Les premières analyses n'y dénotèrent point sa présence, attendu qu'elle y existe en quantité très-faible : encore cette quantité est-elle variable, suivant les organes que le sang a traversés. La moyenne, à l'état normal, est de 0 gr. 016 pour 100 d'après M. Picard, ou 0 gr. 018 pour 100 d'a-

(1) *Loc. cit.*
(2) *Loc. cit.*
(3) Heule's Zeitsch. Bd. XXXI, p. 144.

près Marchand. Cette proportion diffère chez les animaux, selon les espèces et les individus.

En sortant d'un organe, le sang contient moins d'urée
qu'en y entrant. Des expériences comparatives sur la
proportion de l'urée dans le sang de l'artère et de la
veine rénales, ont été faites par M. Picard sur des
chiens (1). Dans un cas, le sang artériel renfermait
0,0365 pour 100 d'urée, et le sang veineux seulement
0,0186 pour 100. D'après Gobley et Poiseuille, les différentes quantités d'urée que le sang contient à son entrée
et à sa sortie d'un organe, prouveraient que ce produit
n'est pas seulement excrémentitiel, mais qu'il subit en
partie des dédoublements.

M. Wurtz, ayant analysé la lymphe du chien, du che-
val et du bœuf, y a trouvé une proportion d'urée beaucoup plus forte que celle qui est normalement contenue
dans le sang, environ 2 pour 1000 (Wurtz. *Comptes
rendus de l'Académie des sciences*, 1859).

Pour être complet, il nous faudrait examiner les travaux de Nysten, Simon, Bouchardat, Quevenne, Favre
Millon, Wœhler, etc.; nous nous contenterons de citer
les quantités d'urée obtenues par M. Picard.

100 parties des humeurs suivantes ont donné à ce
physiologiste :

Lait	0.013
Humeurs de l'œil	0.500
Sueurs	0.088
Salive	0.035
Liquide amniotique	0.035
Sérosité de l'ascite	0.015
Sérosité du vésicatoire	0.060

(1) Picard. De la présence de l'urée dans le sang. Strasbourg, p. 38.

La chimie n'a pas encore fourni le moyen de constater avec certitude l'existence de l'acide urique dans le sang, quand l'organisme est à l'état normal. MM. Strahl et Lieberkühn (1) disent n'être parvenus à le découvrir qu'une seule fois dans le sang d'animaux à l'état normal.

Tout récemment, O. Popp a affirmé que la bile contient normalement de l'urée, ce qui n'a pas encore été confirmé. Dans certaines maladies, il est vrai, telles que le choléra, l'albuminurie, on peut en trouver des quantités considérables (0,30 pour 100, d'après M. Picard). Parmi les procédés indiqués pour la recherche de l'urée dans ce liquide, nous mentionnerons seulement les deux suivants :

1° Evaporer la bile au bain-marie à siccité : épuiser le résidu par l'alcool et précipiter par un excès d'éther.

Après vingt-quatre heures de repos, décanter, distiller pour retirer l'éther et évaporer de nouveau à siccité au bain-marie. Reprendre le résidu par l'eau : dans la solution, on constatera la présence de l'urée.

2° *Procédé de O. Popp.* — Etendre la bile de son volume d'eau : précipiter par un excès de sous-acétate de plomb, filtrer la liqueur, la traiter par l'hydrogène sulfuré, évaporer à sec. Il reste une masse contenant un mélange d'urée et d'acétate de plomb. On sépare l'urée au moyen d'une série de traitements fractionnés par l'alcool absolu.

b. Les matières azotées, introduites dans l'économie,

(1) Strahl und Lieberkuhn. (Archiv für physiologische Heilkunde, 1849, t. VIII.

subissent une série de transformations dont le dernier terme est l'urée. La majeure partie de l'azote est, en effet, contenue dans ce principe : sur 20 parties d'azote, 17 passent à l'urée (Budge). Il n'est donc pas étonnant que de toutes les matières animales, ce soit l'urée qui renferme le plus d'azote (46.7 p. 100).

Mais indépendamment des métamorphoses organiques qui résultent de la désintégration des tissus, l'urée peut provenir de l'excès d'aliments azotés, introduits dans la circulation. C'est ce qui ressort des expériences faites par von Franque sur lui-même (1).

URÉE.

RÉGIME.	EN 24 HEURES.		PAR HEURE.		Pour chaque livre du poids du corps.	
	Grammes.	Grains.	Grammes.	Grains.	Grammes.	Grains.
Animal (3 livres 1/2 de viande).	92 =	1416.0	3.86 =	59.8	0.53 =	8.2
Mixte.	37 =	573.5	1.58 =	24.4	0.21 =	3.2
Végétal.	28 =	434.0	1.08 =	16.7	0.15 =	2,3
Non azoté.	16 =	248.0	0.69 =	10.6	0.09 =	1.3

Ce tableau montre qu'avec un régime animal, la quantité d'urée excrétée est beaucoup plus considérable qu'avec un régime mixte, faiblement ou nullement azoté.

Bischoff, Voït, Parkes pensent que l'urée ne provient pas directement de l'excès d'aliments ingérés, mais indirectement de la portion qui a subi des métamorphoses dans les tissus.

(1) Harley. De l'urine et de ses altérations pathologiques.

Pour Neubaüer, une portion de l'urée peut se forme dans le sang par la décomposition de l'acide urique. En donnant à des lapins 2 à 3 grammes d'acide urique avec leur nourriture, la quantité d'urée excrétée en vingt-quatre heures s'élevait de 2 gr. 1 à 4 gr. 2. De plus, l'acide urique, soumis à l'action du permanganate de potasse, se transforme en diverses substances, entre autres, l'urée.

Terme moins parfait de la transformation des albuminoïdes, l'acide urique qui renferme 33,33 pour 100 d'azote, semble également tirer son origine de la désintégration des tissus azotés et de l'excès des aliments albuminoïdes transformés.

Dans l'état de santé, tout ce qui augmente la dose d'urée éliminée, diminue celle de l'acide urique, et réciproquement tout ce qui tend à diminuer la dose d'urée, augmente la quantité d'acide urique dans les urines.

Ceci nous amène à voir comment on a cherché à expliquer la formation de l'urée.

Prévost et Dumas, Gmelin, Müller, Claude Bernard, Barreswil, Neubaüer et autres physiologistes regardent l'urée comme le produit de l'oxydation des matières albuminoïdes.

Les principes albuminoïdes exposés à l'action de l'eau et de l'oxygène de l'air, se décomposent facilement pour donner du carbonate d'ammoniaque, et cette transformation dépend de la fixation d'une certaine quantité d'oxygène par la matière organique azotée. « Il était donc permis de présumer que les matières albuminoïdes, en s'emparant d'une même quantité d'oxygène, pourraient, dans certaines circonstances, ne pas retenir les éléments de l'eau en même proportion, et produire non du carbonate d'ammoniaque, mais de l'urée » (1).

M. Béchamp, dans des expériences de laboratoire, aurait réalisé cette transformation en soumettant des matières albuminoïdes à l'état de dissolution dans l'eau, à l'action oxydante du permanganate de potasse. Stadeler, Neukom et d'autres ont contesté les résultats de cette réaction et ont obtenu de l'acide benzoïque, au lieu d'urée. M. Ritter a répété les expériences de Béchamp et est arrivé à des résultats identiques.

Certainement, les réactions qui se passent dans l'économie ne sont pas comparables à celles des laboratoires; mais tout en admettant que l'oxydation des matières azotées n'est jamais complète dans l'organisme, certains partisans de la théorie d'oxydation ont cherché à expliquer ainsi la création de l'urée dans l'économie animale.

D'autres, comme Neubauër, ont avancé que l'urée se produisait en s'oxydant aux dépens de substances azotées devenues inutiles et incomplètement brûlées, telles que la créatine, la créatinine, la xanthine.

Pour M. Robin, l'urée est le résultat des phénomènes de désassimilation. « L'absence de méthode dans la manière d'envisager les actes de l'organisme, la confusion entre les propriétés des éléments et des tissus et les fonctions, ont conduit à une hypothèse erronée sur la formation de l'urée.

Considérant les produits de l'organisme comme un résultat de l'accomplissement des fonctions, tandis qu'ils dépendent, au contraire, de l'état des propriétés

____

(1) Milne Edwards. Leçons de physiologie, t. VII, p. 400.

de nutrition, les chimistes ont pris à tort ce principe pour un produit de combustion des substances azotées qui serait opérée par la fonction de respiration. Mais il ne se produit rien dans cet acte, où, comme dans l'urination, il n'y a qu'expulsion de principes formés pendant la désassimilation nutritive. Or, l'urée, ainsi que nombre d'autres principes de la même classe, naît par catalyse dédoublante durant la désassimilation, l'un des côtés du double acte continu de nutrition. » (1).

M. Bouchardat pense également que l'urée provient du dédoublement des principes immédiats azotés. Dans son mémoire sur la production de l'urée dans l'économie vivante, il donne de nombreuses preuves à l'appui de la théorie du dédoublement. A propos de deux cas d'ictère de cause morale, dans lesquels il a observé une augmentation considérable d'urée, il dit : « Dans ces cas, il est évident que l'urée ne résulte pas d'une augmentation dans les phénomènes de la combustion respiratoire, car, à l'encontre de ce qu'on devrait observer dans cette supposition, le nombre des pulsations diminue et la chaleur s'abaisse en même temps qu'il existe une plus grande proportion de matériaux de la bile dans le sang. » Il fait remarquer, ailleurs, que chez les glycosuriques, où l'urée s'élimine en quantité élevée, il y a une notable diminution dans l'énergie des phénomènes respiratoires, et bien souvent un abaissement dans le chiffre de la température (2).

C. Dans quel organe se produisent les dédoublements qui donnent naissance à l'urée ?

(1) Diction. de médecine, Robin et Littré, p. 1586.
(2) Glycosurie et diabète sucré, note VIII.

Cette substance n'est pas formée dans les reins qui sont simplement chargés de l'extraire du fluide nourricier et de l'éliminer de l'organisme. Ce fait fut établi, en 1823, par Prévost et Dumas (1) qui, après l'extirpation des reins et la cessation de la sécrétion urinaire, virent l'urée s'accumuler dans le sang. Ils en conclurent que ce devait être ce liquide qui fournit à ces glandes l'urée qu'elles expulsent (2).

Ces résultats furent confirmés par Claude Bernard et Bareswill, Picard, Meissner, Gréhant. Ce dernier physiologiste montra qu'on obtient les mêmes effets sur la fonction rénale, en liant les uretères ou en pratiquant l'extirpation des reins. D'après lui « le poids de l'urée qui s'accumule dans le sang après la néphrotomie est égal à celui que les reins auraient excrété pendant le temps qui suit l'opération. »

La non production de l'urée par le rein est donc un fait bien constaté. Mais quand il s'agit d'en déterminer le point d'origine, les opinions varient. Prévost et Dumas, puis Müller, Cl. Bernard, etc., admettent que l'oxydation des albuminoïdes se passe dans le système capillaire.

Pour M. Wurtz, elle a lieu dans l'intimité des tissus.

D'après Lehmann, le peu d'urée contenu dans le sang provient de sa destruction propre qui se fait dans le torrent circulatoire.

Les arguments n'ont pas manqué en faveur de l'opinion que l'urée est en rapport direct avec les métamor-

(1) Annales de chimie et de physique, t. XXIII, p. 90.

(2) En 1799, dans leur mémoire sur l'urée, Fourcroy et Vauquelin écrivaient : « C'est du sang arrivé par les artères rénales que cette matière azotée (l'urée) se sépare... »

phoses des muscles, ce qui n'aurait rien d'étonnant, d'après Voït, si l'on songe que ces organes constituent 45 pour 100 du poids total du corps et sont abondamment pourvus de matériaux nutritifs. A ce propos, M. Meissner (1) s'exprime ainsi : « J'ai trouvé dans les muscles des poulets une quantité d'acide urique très-petite relativement à celle qui existe dans le foie ; cet acide pourrait être l'analogue d'une quantité également très-faible d'urée dans les muscles des mammifères et qui n'a été trouvée jusqu'ici que par Zalesky. » Pour lui, d'ailleurs, cette manière de voir ne s'appuie encore sur aucun fait positif de nature à trancher la question.

Pour d'autres, enfin, des glandes, telles que le pancréas, le foie, seraient chargées de cette production.

Ceci nous ramène à notre sujet principal, le rôle du foie comme organe remplissant une fonction désassimilatrice, d'où résulterait la formation de l'urée et de l'acide urique.

§ 2. — RÔLE DU FOIE DANS LA PRODUCTION DE L'URÉE ET DE L'ACIDE URIQUE.

Dans ce paragraphe, nous nous proposons simplement d'exposer les quelques faits publiés de côté et d'autre et pouvant intéresser la question. Ce sujet de physiologie est trop ardu pour que nous nous permettions d'émettre une opinion que notre inexpérience nous défend d'avoir.

PRODUCTION DE L'URÉE. — Les observations cliniques des maladies du foie avec variation du taux de l'urée, observations prises, en tenant compte des influences

(1) Heul's Zeitsch. 3e série, Bd. XXXI, 1868.

vulgaires capables de modifier la quantité de ce principe, telles que l'alimentation, la fièvre, etc., ont suggéré l'opinion que, dans l'état normal, le foie exerce une fonction, ayant pour rôle principal la formation de l'urée et de l'acide urique, et à laquelle, à l'exemple de M. le professeur Charcot, on peut donner le nom de fonction désassimilatrice (Cours de la Faculté de médecine).

Les physiologistes se sont emparés de l'idée et ont cherché à la vérifier dans les conditions expérimentales, qui ont conduit à des renseignements intéressants.

Les preuves à l'appui de cette fonction du foie, en ce qui concerne l'urée tout au moins, peuvent être classées sous trois chefs :

1° Preuves d'ordre chimique.
2° — d'ordre expérimental.
3° — d'ordre clinique.

Nous nous occuperons des preuves chimiques et expérimentales ; quant aux preuves cliniques, elles doivent trouver leur place dans le chapitre spécialement consacré aux maladies du foie.

1° PREUVES D'ORDRE CHIMIQUE. — Nous comprenon sous ce titre les preuves fournies par les recherches faites sur le parenchyme hépatique à l'état sain, et dans des conditions telles que l'expérimentateur soit à l'abri des causes d'erreur qui pourraient provenir, soit de la présence du sang, soit de la putréfaction.

Avant M. Meissner, Heynsius et Stokvis (1), avaient annoncé qu'on trouve de l'urée dans le foie, mais les

(1) Hollandische. Archiv. Bandi, p. 303.

preuves qu'ils avançaient étaient trop peu convaincantes
pour qu'on pût admettre le fait comme certain.

C'est à la suite d'observations faites sur les produits de
la désassimilation azotée chez les oiseaux que M. Meissner
a été conduit à rechercher si le foyer de formation de
l'urée ne se trouvait pas dans les viscères et en particulier dans le foie. Ce dernier organe surtout, après des
tentatives infructueuses qui portèrent sur les muscles et
le poumon, lui sembla mériter à cet égard une attention
toute particulière, d'autant plus que dans ses travaux
antérieurs sur les oiseaux il avait trouvé que l'acide
urique, le plus grand produit de la désassimilation azotée,
chez ces animaux, existe en forte proportion dans le foie.

Les analyses de M. Meissner indiquent des quantités
d'urée élevées, ce qui peut paraître remarquable, quand
on songe à la grande solubilité de cette substance.

Dans le foie d'un chien, il en trouva plusieurs centigrammes. Les conditions dans lesquelles il opérait sont,
il est de vrai, de nature à faire croire à l'exactitude de
ses analyses.

L'animal mis en expérience était tué par hémorrhagie.
Avant de soumettre l'organe à l'analyse, on le lavait
plusieurs fois, à l'aide d'un courant d'eau passant dans
les vaisseaux.

Quant au procédé chimique employé par M. Meissner
pour la recherche de l'urée dans le foie, le voici dans
tous ses détails : on divise le foie en petits morceaux ; on
le traite à deux reprises par de l'eau chaude, on sépare
les liquides et on exprime le résidu. On chauffe les li-
queurs jusqu'à l'ébullition avec de l'acide sulfurique
concentré, pour coaguler les matières albuminoïdes.

Ensuite, on filtre et on ajoute à la liqueur une solution de baryte jusqu'à cessation de précipité. On filtre la liqueur pour réparer le dépôt de sulfate de baryte formé et dans la liqueur filtrée on verse un peu d'acide sulfurique jusqu'à réaction presque neutre au papier de tournesol. On laisse reposer quelques heures, puis quand la neutralisation est complète, on chauffe la liqueur, on la filtre et on la réduit par évaporation à un petit volume; on ajoute alors de l'alcool absolu et on évapore en consistance de sirop. Le résidu de l'évaporation est traité par l'eau et dans la solution, on recherche l'urée au moyen d'une des méthodes indiquées dans le chapitre premier.

Nous devons à l'obligeance de M. le Dr Quinquaud quelques analyses de parenchyme hépatique faites en 1873, au laboratoire de la Sorbonne et dont voici les principaux résultats.

On abandonne à lui-même pendant quarante-huit heures, un foie de bœuf préalablement arrosé de quelques gouttes d'acide cyanhydrique pour éviter la putréfaction et maintenu à une température de 38° environ; au bout de ce temps on en fait l'analyse, qui donne :

		Analyse du foie à l'état normal.	
Eau	650	Eau	716
Tissus insolubles	85	Tissus insolubles	114
Albumine	15	Albumine	22
Matières collagènes	56	Matières collagènes	60
Matières extractives	80	Matières extractives	50

Il faut d'abord remarquer l'augmentation considérable de la proportion des matières extractives qui de 50 ont atteint le chiffre de 80, puis la diminution de l'albumine (de 22 à 15), et des matières collagènes.

Si on pousse plus loin l'analyse, on trouve :

1° De l'urée en quantité notable;

2° De la leucine, de la tyrosine et de la sarcine.

Une deuxième analyse faite dans les mêmes conditions, mais seulement au bout d'un temps plus long (56 heures), a donné les résultats suivants :

Eau	675
Tissus insolubles	92
Albumine	17
Matières collagènes	58
Matières extractives	80

La présence de l'urée a été également constatée. Tirer de ces analyses des conclusions trop rigoureuses serait peut-être téméraire.

On ne peut cependant s'empêcher de remarquer cette diminution dans la quantité des matières albuminoïdes et des matières collagènes coïncidant avec l'augmentation de l'urée, alors surtout que toutes les causes de putréfaction ont été écartées, sans penser à la possibilité d'un dédoublement de ces mêmes matières pour expliquer le processus chimique qui aboutit en définitive à la production de l'urée.

2° Preuves d'ordre expérimental. — Les seules qui jusqu'à présent soient connues dans la science sont dues à M. Cyon (1). Ce physiologiste a procédé de la manière suivante : le foie d'un animal récemment tué est détaché du corps et rapidement placé, suivant la méthode de Ludwig, dans un milieu dont la température rappelle les conditions vitales. Ensuite on fait passer par la veine porte le sang de l'animal qui a servi à l'expérience et

(1) Centralblatt, 1870, p. 580.

l'on recherche par l'analyse, si en traversant le foie il s'est chargé d'urée.

Dans une première expérience il obtint les résultats suivants :

Sang qui n'a pas traversé le foie (sur 100 cc.)	0,09 grammes.
Sang qui a passé une fois................	0,14 —
Deuxième expérieuce.	
Avant de passer........................	0,08 —
Après avoir passé une fois...............	0,14 —
Après avoir passé quatre fois............	0,76 —

M. Cyon affirme, que dans toutes ses expériences, il s'est assuré qu'il ne s'agissait pas là d'un simple lavage, mais *d'une formation actuelle*.

Telles sont les données fournies par l'expérimentation. Isolées, elles ne peuvent avoir une vaieur absolue, définitive; mais elles acquièrent une importance réelle lorsqu'on les met en présence des données, très-significatives déjà par elles-mêmes. fournies par l'observation cli nique et l'anatomie pathologique combinées. (M.Charcot, cours de la Faculté.)

Le foie est donc, pour MM.Meissner, Cyon, etc., le centre de production de l'urée. Comment ces physiologistes en expliquent-ils la formation dans cet organe?

En 1855, MM. Furhrer et Ludwig émirent l'opinion que l'urée provient de la décomposition des globules du sang. C'est là aussi l'opinion de M. Meissner (1), opinion que nous analysons rapidement.

En voyant la grande quantité d'urée éliminée chaque jour par des mammifères, quantité qui est étroitement liée à leur abondante alimentation azotée, on se demande

______

(1) *Loc. cit.*

quel tissu est en proportion assez considérable et jouit
dans ces métamorphoses d'une activité en rapport avec
les nombreux matériaux qu'il reçoit, pour être regardé
comme contribuant directement à la production de l'u-
rée? On a d'abord attribué ce rôle à la masse muscu-
laire, hypothèse qu'il est impossible d'asseoir sur aucun
fondement solide. Après Fuhrer et Ludwig, M. Addison
a été amené à la même opinion, par ce fait que, chez les
chlorotiques, l'usage du fer accroît les globules en même
temps que l'urée. Pour M. Meissner, lorsque des globules
nouveaux se forment dans le sang, il faut qu'une quantité égale des anciens se détruise, « car, dit-il, un animal sain a non-seulement une quantité de sang constante, mais il faut encore que ce sang renferme une
quantité constante de globules. » Or, il n'est pas dans
le corps de tissu comparable aux globules du sang pour
la rapidité des métamorphoses et l'apport alimentaire.
Dans le foie, les globules sanguins seraient détruits, et
l'auteur allemand pense que l'urée s'y forme aux dépens
de l'hémoglobine. Il ajoute qu'artificiellement il n'a pas
encore pu produire d'urée au moyen de l'hémoglobine.
Par ce court aperçu nous pensons avoir donné une idée
suffisante de la manière dont M. Meissner envisage la
formation de l'urée dans le foie. Ces explications, si ingé-
nieuses qu'elles paraissent, sont encore des hypothèses
dont nous laissons toute la responsabilité à leur auteur.

Production de l'acide urique. — L'urée n'est pas le
seul produit formé dans le processus de la désassimilation azotée. Il convient également de tenir compte de
l'acide urique qui appartient chimiquement et physio-

logiquement à la même série que l'urée. L'analyse chimique décèle dans le foie des proportions notables d'acide urique, fait que MM. Cloetta, Scherer, Stokvis, avaient mis en lumière et que M. Meissner a plus récemment étudié dans le travail que nous avons déjà indiqué. Si l'acide urique existe dans d'autres parenchymes, tels que la rate, c'est seulement dans le foie qu'il se retrouve en assez forte proportion et d'une façon constante.

Les expériences de M. Meissner ont été faites sur des oiseaux où l'excrétion de l'acide urique remplace en quelque sorte celle de l'urée. « On ne saurait douter, dit M. Meissner, que l'acide urique dans le foie des oiseaux soit à l'urée dans le foie des mammifères ce que tous deux sont l'un et l'autre dans l'urine des oiseaux et des mammifères. » Dans un cas, le chiffre de l'acide urique trouvé chez un poulet a été de 0 gr. 31 pour 500 gr. de foie et dans un autre de 0 gr. 14 sur 298 gr.

L'acide urique se trouve dans le foie en même temps que l'urée et plusieurs produits de la désassimilation azotée, entre autres l'hypoxanthine, la xanthine, la leucine.

La production normale de l'acide urique dans le foie, considérée comme résultat d'une fonction physiologique de cet organe, trouve de puissants arguments dans certaines circonstances pathologiques, telles que la goutte, par exemple, où l'acide urique, sous forme d'urate de soude, s'accumule dans le sang, et figure dans toutes les productions qui relèvent de cette maladie.

Y a-t-il un rapport entre le fonctionnement du foie et l'accumulation d'acide urique dans le sang, ce qui constitue l'uricémie de M. le professeur Vulpian?

Les observations de M. W. Gairdner (1), de Scudamore (2), de Galtier-Boissière (3), et d'autres, mention-
nent dans la goutte l'existence de lésions hépatiques
fonctionnelles assez accusées, sur lesquelles nous revien-
drons dans la partie clinique de cette thèse.

Ce qui donne une signification particulière à la lésion
hépatique, c'est qu'elle coïncide avec l'accroissement de
la proportion de l'acide urique dans le sang. Selon toute
probabilité, c'est donc en conséquence de cette lésion
du foie que l'acide urique, formé là en excès, s'accumule
dans le sang.

D'un autre côté, chez les saturnins, dont le parenchyme hépatique, imprégné de plomb, fonctionne mal,
on voit l'acide urique s'accumuler dans le sang, et produire ce qu'on a appelé la goutte saturnine.

Toutes ces considérations semblent destinées à jeter
un grand jour sur le rôle du foie dans la production de
l'acide urique, en raison même de la force que les preuves
physiologiques empruntent à celles qui sont tirées du
domaine de la pathologie.

(1) Traité de la goutte, p. 171.
(2) Traité de la goutte et du rhumatisme, 1823, t. I, p. 120.
(3) Thèse de Paris, 1859, p. 111 .

CHAPITRE III.

Le taux de l'urée, dans les maladies du foie, peut être modifié de deux façons différentes. Tantôt par l'augmentation du chiffre moyen rendu en vingt-quatre heures ; tantôt, au contraire, par la diminution ou même la suppression à peu près complète de ce principe.

Dans l'état normal, les quantités moyennes d'urée varient suivant une foule de circonstances dont nous n'avons pas à nous occuper ici, et qui dépendent surtout du mode d'alimentation. D'après Neubaüer, un homme sain élimine, en vingt-quatre heures, de 22 à 35 gr. d'urée ; d'après Vogel, 25 à 40 gr. En Angleterre, on admet généralement le chiffre de 32 gr., quoique d'après Beale ce chiffre soit souvent plus élevé.

A Paris, les moyennes indiquées sont inférieures aux précédentes. Pour Lecanu, on élimine en moyenne, par jour, 28 gr. d'urée. M. Bouchardat admet une moyenne de 25 à 30 gr. M. Boymond, de 20 à 28 gr. Pour M. Robin, le chiffre moyen oscille entre 23 et 30 gr.

L'acide urique existe en très-petite quantité dans l'urine à l'état physiologique. D'après Becquerel et Rodier (1), sur 1000 parties d'urine, la moyenne oscille entre 0,40 et 0,60. Les recherches de Lecanu (2) ont prouvé que des individus de sexe et d'âge différents,

(1) Becquerel et Rodier. Traité de chimie pathologique, 1854, page 283.
(2) Annales des sciences naturelles, 1839, t. XII, p. 283.

soumis à des genres différents d'alimeutation, à des influences extérieures différentes, ont rendu, dans l'espace
de vingt-quatre heures, des quantités d'acide urique qui
ont varié de 0,089 à 1,575.

Il est démontré que l'acide urique s'élimine d'une
manière irrégulièrement intermittente, et que son excrétion diffère non-seulement aux diverses époques de
la journée, mais encore d'un jour à l'autre.

De ce fait, sur lequel M. Charcot appelle l'attention,
il résulte que toute analyse, pour être méthodique, doit
porter sur la totalité des urines rendues dans les vingt-
quatre heures. A cette seule condition, ou peut savoir
d'une manière positive, si le chiffre de l'acide urique
s'est élevé, a baissé ou s'il est resté dans les limites de
l'état normal. Pour plus de sûreté, Parkes et Ranke
conseillent même de répéter cet examen pendant une
série de cinq à six jours.

Dans l'exposé des faits qui vont nous occuper maintenant, nous suivrons la marche indiquée dans le tableau suivant, dressé d'après les divisions adoptées dans
son cours par M. le professeur Charcot.

I

Maladies du foie déterminant une augmentation du taux de l'urée.

Lésions peu graves. { Ictère spasmodique. / Congestion hépatique.

II

Maladies du foie déterminant une diminution du taux de l'urée.

1re — Lésions destructives plus ou moins profondes du parenchyme hépatique.	Lésions diffuses attaquant tout le parenchyme.	Evolution lente et progressive.	*Cirrhose.*
		Evolution rapide et même suraiguë.	*Atrophie jaune aiguë.* *Dégénération granulo-graisseuse diffuse de certaines maladies fébriles.* { Variole. Fièvre typhoïde. Typhus.
	Altérations circonscrites ayant détruit le parenchyme sur un ou plusieurs points.	Marche lente.	*Cancer du foie.* *Kystes hydatiques.*
		Marche aiguë ou subaiguë.	*Abcès des pays chauds.*
2e — Lésion fonctionnelle et transitoire du foie.	Colique de plomb avec rétraction du foie.		

3e

Lésions des voies biliaires et altérations du parenchyme hépatique concomitantes.

§ I. —Maladies avec augmentation du taux de l'urée.

Les affections du foie dans lesquelles on a jusqu'à présent constaté une augmentation du taux de l'urée paraissent être de celles qui n'intéressent pas d'une façon grave le parenchyme hépatique autant qu'on en peut juger du moins par les phénomènes cliniques. Tels sont par exemple, l'ictère, les congestions hépatiques.

Ictère. — Les auteurs classiques ne signalent aucune modification des principes azotés de l'urine ictérique. Ceci paraît étonnant, car dans aucune autre maladie peut-être, ce liquide n'a été plus étudié sous le rapport de ses propriétés physiques et chimiques. Les observations que rapporte M. le professeur Bouchardat et dont l'une remonte à 1846, ne laissent cependant aucun doute à ce sujet.

Voici ces observations :

Observation I (1).

M..., ouvrier bijoutier, âgé de 22 ans, entra à l'Hôtel-Dieu le 11 janvier 1844; il fut couché au n° 29 de la salle Sainte-Madeleine, dans le service de M. Chomel. Ce jeune homme, bien constitué et d'une grande force, éprouva une joie subite et extraordinaire en revoyant sa mère qu'il croyait morte. Son émotion fut si grande qu'il fut presque subitement affecté d'ictère. Effrayé de lv coloration de sa peau et de ses yeux, il entra immédiatement à l'Hôtel-Dieu. Son pouls est régulier, durant tout son séjour à l'hôpital, il n'a pas

(1) M. Bouchardat. Annuaire de thérapeutique, 1846, page 328, et Traité de la glycosurie et du diabète sucré note VIII.

eu de fièvre ; il rendait des urines abondantes, chargées en couleur (vert brunâtre), et qui laissaient déposer un précipité considérable d'une couleur rougeâtre.

Du 13 au 14. Les urines furent recueillies exactement pendant vingt-quatre heures, il en rendit 3 litres 75 centilitres. Leur couleur est foncée, leur densité considérable ; elle est égale à 1,031 à + 10 c.; elles laissent un précipité rougeâtre très-abondant qui, mis en digestion avec l'éther, le colore fortement en jaune. J'ai déterminé dans cette urine la quantité des principes fixes et la proportion exacte d'urée et d'acide urique.

Les principes fixes pour 1 litre étaient de 58 grammes 90 centigrammes : pour les urines de vingt-quatre heures, 220 grammes 87 centigrammes. La quantité d'acide urique impur était par litre de 3 grammes 22 centigrammes, et la proportion d'urée de 38 grammes 42 centigrammes et de 133 grammes 6 centigrammes pour les vingt-quatre heures ; proportion énorme dont je n'ai jamais approché dans aucun autre cas. Cette urine contenait en outre la matière colorante de la bile ; mais je n'avais pas déterminé la quantité.

L'ictère diminua rapidement, et la quantité d'urée décrut aussi vite.

Du 14 au 15. La quantité d'urine rendue dans les vingt-quatre heures ne fut plus que de 2 litres 40 centilitres ; sa densité était restée la même, et par le repos le dépôt rougeâtre était moins abondant. Les proportions des principes fixes étaient encore de 52 gr.; mais pour les vingt-quatre heures il n'y en avait plus que 140 gr. La proportion d'acide urique par litre était de 2 gr. 47 centigr., celle d'urée de 37 gr. 16 centigr. et 89 gr. 18 centigr. pour les vingt-quatre heures.

Du 15 au 16. Les progrès vers la guérison furent considérables, la malade rendit 2 litres 60 centilitres d'urine; mais leur densité n'était plus que 1,013, leur couleur à peu près normale et le dépôt rougeâtre presque nul. La proportion des principes fixes, dans 1 litre d'urine, n'est plus que de 24 gr. 70 centigr. et pour les vingt-quatre heures elle est réduite à 64 gr. 22 centigr. La proportion d'urée par litre est de 14 gr. 21 centigr., et dans l'urine de vingt-quatre heures elle est de 46 gr. 94 centigr. L'ictère diminua rapidement, et le jeune homme sortit de l'hôpital sans qu'il eût offert d'autre symptôme que la coloration ictérique de la peau qui l'avait seule inquiété.

OBSERVATION II (1).

M. D... est âgé de 55 ans. A la suite d'une violente contrariété, il fut pris subitement d'un ictère intense avec complète anorexie. Je ne le vis que deux jours après l'invasion de la maladie, il n'avait pas de fièvre, le nombre des pulsations était de 56, bien au-dessous de son rhythme normal. Je fis recueillir aussitôt l'urine rendue pendant vingt-quatre heures. La quantité en fut de 3 litres 40, le degré densimétrique ramené à la température de 15 fut de 12° 1/2.

La couleur de ces urines est foncée ; elles laissent un précipité rougeâtre, abondant, qui, mis en digestion avec l'éther, le colore fortement en jaune. Cette urine évaporée laissa pour 3 litres, 84 gr. 3 de matériaux fixes contenant 57 gr. 2 d'urée pour vingt-quatre heures. Cette proportion, sans être aussi considérable que dans l'observation précédente, n'est pas moins très-élevée pour un homme à la diète ; et il est probable que les jours précédents elle était encore plus considérable, car d'après ce qu'on m'a rapporté, la quantité d'urine rendue était plus élevée avec un depôt plus abondant qui annonçait une plus grande concentration. M. D... se rétablit de même que le malade précédent.....

Le premier cas est remarquable à cause de la proportion énorme d'urée (133 grammes 6) rendue dans les vingt-quatre heures et cela dans un moment où l'ictère exerçant son influence sur le pouls, en déterminait le ralentissement (56 pulsations), et rendait, par conséquent, l'affection tout à fait apyrétique.

Le deuxième cas, toujours avec absence de fièvre, offre dans le chiffre de l'urée une élévation moindre, 57 grammes 2 dans les vingt-quatre heures.

Dans un mémoire important qui va prochainement paraître et dans lequel M. Brouardel, nous n'en doutons

(1) M. Bouchardat. Annuaire de thérapeutique, 1869, p. 237.

pas, élucidera la question difficile et peut-être encore si discutable qui nous occupe, il est fait mention de 5 ou 6 cas d'ictère spasmodique qui, examinés au point de vue des variations de l'urée, ont offert durant les premiers jours une augmentation constante de ce principe.

Les quelques observations suivantes quoique moins concluantes, n'en sont pas moins intéressantes, car elles permettent de suivre les relations qui existent entre l'excrétion de l'urée et de l'acide urique dans l'ictère.

Harley (1) avance que dans les maladies non malignes du foie, surtout vers leur dernière période, l'acide urique se trouve très-diminué. « J'eus une admirable occasion de vérifier ce que j'avance, dit-il, dans un cas d'ictère à terminaison fatale, sur les causes duquel les opinions étaient partagées : quelques personnes du métier pensaient avoir affaire à un cancer ; d'autres songeaient à une obstruction de cause non maligne ; cette dernière opinion reposait surtout sur ce fait que l'acide urique n'était pas en excès dans l'urine. Je pus suivre ce cas avec soin jusqu'à sa terminaison ; au fur et à mesure que le foie cessait de remplir ses fonctions normales, l'acide urique diminuait, jusqu'à ce que finalement il eût disparu d'une façon absolue de l'urine » (2).

Dates.	Quantité d'acide rendue en 24 heures.	Quantité d'acide urique en 24 heures.
2 novembre.	1705 cc.	0 gr. 511
1er décembre.	1333 cc.	0 gr. 266
12 décembre.	1023 cc.	Nulle.

Sans aller aussi loin que l'auteur anglais, nous pen-

(1) Harley. Urine et ses altérations pathologiques, 1875, p. 86.
(2) On jaundice and diseases of the Liverand Pancreas, p. 71.

sons que dans certains cas d'ictère, l'acide urique diminue d'une manière notable.

L'observation VI nous paraît être assez intéressante à
cet égard.

Les quantités d'acide urique décroissent progressive-
ment : 0,75, 0,52, 0,28, 0,25, 0,22, 0,20.

Dans cette même observation on peut également remarquer les variations simultanées et concordantes de
l'urée et de l'acide urique.

L'augmentation de l'urée avec un pouls non fébrile
est manifeste dans les observations VIII et IX. Dans un
cas le nombre des pulsations étant de 64, le chiffre de
l'urée excrétée a atteint 60 gr. Dans l'autre la quantité
rendue fut de 55 gr. avec 66 pulsations.

L'observation VII est encore plus nette. En effet le
malade rend 50 grammes d'urée avec 54 pulsations, puis
45 grammes avec 52 pulsations seulement.

OBSERVATION III (Inédite) (1).

Le nommé Patinot, âgé de 20 ans, entre à la salle Saint-Augustin
le 12 juillet 1869 (Hôpital Saint-Antoine).

Le 12. Le malade a des nausées sans vomissements ; perte d'appétit ; pas d'épistaxis, selles grises. L'ictère a paru le 9 juillet pré-
cédé d'un peu de frisson. L'urine tache le linge. Douleurs très-in-
tenses dans les jambes, les bras et le tronc. Démangeaison à la peau.
Soir. P. 80. T. 37,8.

Le 13. P. 76. T. 37,5. L'appétit revient.

Analyse des urines. — Urée 55 gr. ; acide urique 0,80.

Le 14. Urines jaunâtres, selles colorées. P. 80. T. 37,6. Soir.
P. 84. T. 37,9.

Le 15. P. 64. T. 37,7. Soir. P. 66. T. 37,8.

(1) Les observations 3, 4, 5, 6, 7, 8 et 9, nous ont été communiquées
par M. le Dr Quinquaud.

Le 16. P. 60. T. 37,5. 1,800 gr. d'une urine jaune ictérique.
Urée 28 gr. ; acide urique 0,34.

Le 19. Urine brunâtre, 1,200 gr.

Le 21. Urine 1,000 gr., urée 25 gr., acide urique 0,24,

Le 24. Le malade va à Vincennes (1).

OBSERVATION IV (Inédite).

Le 24 mai 1869, le nommé Sorieul, âgé de 55 ans, boutonnier, entre à la salle Saint-Augustin, n° 18 (hôpital Saint-Antoine).

Il a eu en Afrique des fièvres dont il a parfaitement guéri. Dans l'espace de deux ans il a eu deux fois la jaunisse. La première fois la jaunisse était accompagnée d'une congestion hépatique qui a fini par disparaître. C'est à la suite d'une émotion morale qu'il a contracté la deuxième jaunisse du fait de laquelle il est resté six semaines malade. Actuellement il a commencé par ressentir des coliques très-fortes qui ont duré deux jours ; puis, il a eu quatre ou cinq frissons, avec claquement des dents et c'est six jours après seulement que l'ictère a paru.

Le 25. P. 92. T. 38,6. État actuel : Signes de catarrhe gastrique ; ictère ; urines tachant le linge et offrant la réaction caractéristique par l'acide nitrique ; prurit. Soir. P. 96. T. 38,8.

Le 26. P. 96. T. 38,6.

Analyse des urines. — Urée 44 gr. ; acide urique 0 gr. 55. Soir. P. 108. T. 38,7.

Le 27. P. 86. T. 37,4. Soir. P. 84. T. 38,4.

Pendant le 26 et le 27. L'ictère a augmenté d'intensité.

Le 28. P. 78. T. 37,4.

Analyses des urines. — Urée 46 gr. ; acide urique 0,52. Soir. P. 88. T. 37,6.

Le 29. P. 82. T. 37. Prurit persistant. Soir. P. 68. T. 37,5.

Le 30. P. 68. T. 37,2. Le prurit est moins intense.

14 juin. Le malade sort amélioré, l'appétit est revenu, il se sent bien ; l'ictère a diminué d'intensité.

L'analyse des urines faite à ce moment donne : urée 23 gr., acide urique 0,27.

OBSERVATION V (Inédite).

Le 12 juillet 1869 la nommée Harel, cuisinière, âgée de 29 ans,

(1) Le dosage de l'urée a été fait au moyen du procédé de Liebig.

entre à la salle Sainte-Adélaïde, n° 13, hôpital Saint-Antoine, service de M. le Dr Lorain.

Elle raconte que le 9 juillet, allaitant et étant à l'époque de ses règles, elle fut fortement émotionnée : quelques jours avant, elle était déjà souffrante.

Le 9, au soir. Elle vomit des glaires toute la nuit.

Le 11. Elle eut la jaunisse.

Le 13. On constate une teinte ictérique nette. P. 72. T. 37,6.

Sensibilité au niveau de l'épigastre et de la vésicule biliaire, tension épigastrique, selles décolorées, cendrées ; urines à réaction caractéristique ; démangaison à la peau.

L'analyse de l'urine des vingt-quatre heures donne les résultats suivants : urée 60 gr., acide urique 1,20.

La sensibilité au creux épigastrique disparaît dans les jours suivants, l'appétit revient et la malade sort le 19 juillet en ayant conservé une teinte subictérique. A ce moment on trouve dans les urines : urée 30 gr., acide urique 0,50.

OBSERVATION VI (Inédite).

Le 31 juillet 1869, entre au n° 15 de la salle Saint-Augustin (hôpital) le nommé Maisonneuve, âgé de 24 ans.

Il raconte qu'il n'a jamais eu de rhumatisme. Cependant, il y a un an, il aurait éprouvé à la région plantaire une douleur pour laquelle il est resté un mois au lit. Le pied était gonflé. En ce moment il a des nausées, bien que l'appétit soit conservé. Il n'éprouve d'ailleurs ni frisson ni chaleur. Depuis onze jours, les urines sont décolorées et depuis six jours, le malade a remarqué qu'il avait la jaunisse. En même temps que la jaunisse ont apparu des douleurs articulaires pendant cinq jours. Les jointures n'ont jamais été gonflées.

1er août. *Etat actuel.* — P. 70. T. 37,8. Appétit conservé ; selles décolorées ; le foie sans être volumineux est un peu sensible à la pression ; pas de prurit à la peau, pas d'épistaxis ; tension abdominale ; teinte jaune de la peau et des sclérotiques, douleurs sourdes dans les jointures ; pas de sueur.

Analyse de l'urine des vingt-quatre heures. — Urée 62 gr. ; acide urique 0,75. Soir. P. 72. T. 38.

Le 2. P. 66. T. 37,6. Soir. P. 68. T. 37,8.

Le 5. P. 64. T. 37,5.

Analyse de l'urine des vingt-quatre heures. — Urée 50 gr., acide urique 0,52.

Le 6. P. 80. T. 37,8. Soir. P. 84. T. 38.

Le 7. P. 88. T. 38,2. Douleurs des mollets moins vives. Taches bleues très-nettes aux cuisses et à la partie postérieure du tronc.

Analyse de l'urine de vingt-quatre heures. — Urée 42 gr.; acide urique 0,28. Soir. P. 112. T. 38,6.

Le 8. P. 84. T. 37,5. Les sueurs persistent. Soir. P. 84. T. 38,2. La teinte ictérique diminue.

Le 9. P. 82. 37,8.

Analyse de l'urine des vingt-quatre heures. — Urée 32 gr.; acide urique 0,25. Soir. P. 86. T. 38,8.

Le 10. P. 78. T. 37,4. Le malade s'est promené, les taches bleues restent encore très-apparentes à la partie postérieure des cuisses. Urée 25 gr.; acide urique 0,22. Soir. P. 80. T. 38.

Le 11. P. 66. L'appétit revient. Urée 22 gr.; acide urique 0,20.

Le malade sort le 14 et va à Vincennes, conservant encore une teinte ictérique qui a cependant beaucoup diminué [d'intensité.

OBSERVATION VII (Inédite).

Le 11 septembre 1869 le nommé Cantin (Antoine), âgé de 18 ans, cuisinier, entre à la salle Saint-Augustin, n° 3, hôpital Saint-Antoine.

Habituellement bien portant, fort et robuste, ne faisant pas d'excès alcooliques, ce malade fut pris, il y a deux jours, au milieu d'une parfaite santé, de céphalalgie, de douleurs dans les reins et dans les jambes; pas de diarrhée ni de coliques. Soif, nausées sans vomissements.

Le 17, soir. Cet état persiste encore aujourd'hui. P. 94. T. 39,1.

Analyse des urines des vingt-quatre heures. — Urée 62 gr.; acide urique 0,40.

Le 18. Même état; pas de taches rosées, faiblesse générale, douleurs musculaires; bouche amère, pâteuse. Léger enduit jaunâtre de la langue. P. 88. T. 38,6.

Analyse des urines. — Urée 45 gr.; acide urique 0,45. Le soir, apparition d'une légère teinte jaune des sclérotiques et du visage. Douleur et tension épigastrique. P. 80. T. 38,4.

Le 19. P. 54. T. 37,7. La teinte subictérique est très-nette; l'acide nitrique détermine une coloration verdâtre des urines. Pas de douleur abdominale. Céphalalgie moins vive. Urée 50 gr. ; acide urique 0,50. Soir. P. 56. T. 38,6.

Le 28. P. 52. T. 37,9. Pas de diarrhée ; insomnie, céphalalgie moins vive. Soif intense, bouche amère. Urée 45 gr. ; acide urique 0,48.

Le 21. P. 41. T. 37,4. Pas de céphalalgie. Le malade se trouve très-bien ; la teinte ictérique est devenue intense. Soir. P. 50. T. 37,4.

Le 22. P. 48. T. 36,7. L'ictère ne diminue pas.

Le 23. P. 48. T. 36,8. Urée 38 gr.; acide urique 0,35. Soir. P. 52. T. 37.

Les jours suivants la température et le pouls varient un peu ; le malade se trouve bien.

OBSERVATION VIII (Inédite).

Le 18 juin 1869 est entrée au n° 14 de la salle Sainte-Adélaïde, hôpital Saint-Antoine, la nommée Virginie, âgée de 32 ans, chif·· fonnière, qui a contracté, il y a trois semaines, des boutons aux parties génitales.

Il y a un mois, elle a éprouvé des nausées avec perte d'appétit, sans douleurs abdominales. Huit jours après l'ictère s'est montré. Le foie dépasse les fausses côtes de deux travers de doigt. Actuellement l'appétit est revenu. P. 64. T. 37,5. Urée 60 gr. ; acide urique 1 gr.

L'urine analysée à la sortie de la malade a donné : urée 25 gr. ; acide urique 0,32.

OBSERVATION IX (Inédite).

Le 18 juin 1869 est entrée à la salle Sainte-Adélaïde, n° 13, hôpital Saint-Antoine, service de M. le Dr Lorain, la nommée Hubert (Laurentine), âgée de 41 ans, travaillant dans une fabrique de boutons. Elle raconte qu'elle est bien réglée et qu'elle ne s'est jamais aperçue qu'elle fût malade. Depuis un mois elle a aux parties génitales externes des plaques muqueuses.

Il y a six jours elle a eu des nausées, de l'embarras gastrique sans douleurs abdominales et actuellement elle a de l'ictère.

Le foie est un peu congestionné et augmenté de volume. P. 66. T. 37,7.

Analyse des urines des vingt-quatre heures. — Urée 55 gr. ; acide urique 0,62.

Au bout de quelques jours, la malade sort en conservant une teinte subictérique. Au moment de sa sortie l'analyse a donné comme résultat : urée 26 gr. ; acide urique 0,22.

Congestion hépatique. — Elle donne lieu à une augmentation d'urée : du moins l'observation X tendrait à le prouver puisque ce principe s'est élevé, pendant plusieurs jours, aux chiffres considérables de 43 gr. 45, 47 gr. et 54 gr. 75.

« Lorsque le foie devient le siége d'une congestion, dit M. Parkes, l'activité des cellules augmente et, avec elle, l'urée et l'acide urique. » (1)

Parmi les maladies de l'appareil hépatique qui compliquent le diabète, M. Bouchardat a constaté assez fréquemment l'engorgement simple du foie (2). Or, ne pourrait-on pas considérer certains cas d'azoturie liés au diabète comme dépendant d'une affection congestive du foie ? Il y aurait là, du même coup, exagération de la fonction glycogénique et de la fonction désassimilatrice.

Si parfois l'augmentation dans l'excrétion de l'urée tient à la quantité d'aliments azotés que prennent les malades, elle peut en être indépendante.

Ainsi, chez un malade qui mangeait à peine, M. Bouchardat vit que la quantité d'urine rendue dans les vingt-quatre heures renfermait 45 grammes d'urée.

Il nous reste à examiner maintenant une maladie, la goutte, qui doit peut-être à la coexistence d'une affec-

(1) *The Lancet*, t. I, april 8.
(2) M. Bouchardat. Du diabète sucré, 1875, p. 80.

tion congestive du foie, la production exagérée d'acide urique qui la caractérise.

La congestion hépatique est fréquente dans la goutte : parfois même, avant que les pieds soient attaqués, le foie des goutteux devient volumineux et sensible à la pression. Souvent, dans ce cas, la vésicule du foie présente des calculs qui, par leur irritation lente, déterminent ces fréquentes congestions. Ailleurs c'est à la seule diathèse goutteuse qu'il faut attribuer l'hyperémie hépatique.

Dans son Traité (1), Gairdner a signalé parmi les phénomènes qui font présager l'accès de goutte, la tuméfaction du foie.

Pour Scudamore (2), l'excès d'acide urique n'est jamais plus remarquable que dans le cas où le foie et les organes d'assimilation sont immédiatement affectés dans la maladie. D'après lui encore, beaucoup de goutteux présenteraient, dans leur constitution, l'évidence d'une diathèse bilieuse avant et subséquemment à la goutte, comme cela est prouvé par leur disposition à la jaunisse et à d'autres affections du foie.

M. Galtier-Boissière (3) a également signalé, d'après son expérience personnelle, l'accroissement temporaire du foie qui prélude aux accès.

De plus, les auteurs précédents ont fait remarquer que la répétition fréquente de ces hyperémies peut occasionner à la longue une tuméfaction permanente du foie.

Le fait intéressant pour nous, c'est la coïncidence de

(1) *Loc. cit.*, p. 171.
(2) Scudamore, *loc. cit.*, p. 141.
(3) *Loc. cit.*, p. 155.

cette hyperémie hépatique , avec l'accroissement de l'acide urique dans le sang, qui, d'après M. Garrod, commence à se produire dans la période qui précède l'apparition des accès de goutte, continue pendant leur durée et s'efface dans les intervalles. Il existe certainement une relation entre les deux phénomènes : dans le foie malade, l'acide urique se forme en excès, puis il s'accumule dans le sang et contribue à provoquer le développement de l'accès de goutte.

OBSERVATION X (1).

Congestion hépatique intense.

Le nommé X...., âgé de 27 ans, polisseur de glaces, a été soldat pendant dix-huit mois au Sénégal (1870-1871) où il a eu trois mois de dysentérie et la fièvre intermittente tierce. Dans l'hiver de 1872 et celui de 1873, il a eu la fièvre intermittente durant un mois. Cet homme boit 1 litre 1/2 ou 2 de vin par jour, et 1 ou 2 petits verres d'eau-de-vie le matin à jeun. Il a le sommeil troublé par des rêves et souvent des vomissements le matin. Malade depuis le 1er novembre 1873, il a eu pendant quinze jours des digestions difficiles, une vague céphalalgie et de la constipation. Ce n'est que le 15 novembre qu'il a été obligé de se mettre au lit. Ce jour-là, il a été pris, deux heures après son déjeuner, d'un violent frisson suivi de chaleur et d'une sueur abondante, jusqu'à six heures du soir. En même temps a commencé une violente céphalalgie qui persiste encore. Depuis ce jour, il passe toutes les nuits dans l'insomnie, l'assoupissement ou des rêvasseries : il a une courbature générale, et des douleurs plus prononcées dans les jambes et dans le dos. Aujourd'hui 19 novembre, on constate, outre ces phénomènes, une douleur continue dans l'hypochondre droit, qui est sensible à la palpation, une légère augmentation du foie à la percussion, une constipation absolue, un abattement prononcé et un ictère intense qui date du 18. La langue est sèche et un peu fuligineuse, l'appétit nul et la soif très-vive. La parole est lente et fatiguée.

(1) Thèse de M. le Dr Fouilhoux, 1874, Paris.

Depuis le 15, le malade vomit le peu d'aliments qu'il a essayé de prendre. Il a eu une épistaxis avant-hier 18; sécheresse de la peau.

Le 10, soir. T. 38. Le foie mesure 13 centim. de hauteur, et la rate 9 centim. Urines de coloration ictérique très-intense, peu acides.

Le 20. Ce matin, P. 90. T. 37,8. Large vésicatoire volant sur la région hépatique. Tisane de chiendent; extrait de quinquina, 3 gr. et 1 gr. de calomel; bouillons et potages, 24 centilitres de vin de Bordeaux. Le soir la céphalalgie a diminué. P. 98. T. 38,1. Il y a trois garde-robes légèrement diarrhéiques et décolorées. Les crachats renferment un peu de sang qui provient du nez et de la bouche.

Le 21. La céphalalgie a presque disparu; la langue moins noire est recouverte d'un épais enduit. La peau est sèche le matin, mais il y a eu des sueurs abondantes la nuit. On aperçoit une légère desquamation furfuracée sur le visage. La douleur de l'hypochondre est moins vive. La diarrhée légère de la veille continue aujourd'hui, mais les matières ne sont plus décolorées. — Lavement émollient; même traitement: scammonée 15 centigr., calomel 26 centigr.

Le 22. Presque plus de douleur dans le côté droit; la langue poisseuse; appétit toujours nul, soif vive. Encore un peu de sang dans l'expuition. La teinte ictérique paraît moins foncée. Plus de sueur, un peu de sécheresse de la peau. Plus de céphalalgie, sommeil la nuit dernière. Une garde-robe diarrhéique et de couleur normale; mêmes prescriptions. P. 88. T. 37 ce matin.

Le 23. Mieux sensible, ictère bien moins prononcé, plus de céphalalgie ni de douleur hépatique; les crachats renferment encore un peu de sang provenant du nez. Langue moins collante, humide; on remarque depuis deux jours un peu d'exsudation épithéliale sur la muqueuse buccale. Peau moite, pas de sueurs; démangeaison générale. Pas de diarrhée; même alimentation avec bouillons et potages; lavement émollient; potion avec 2 gr. de bicarbonate de soude. Matin. P. 80. T. 37,4.

Le 24. Mieux prononcé; même état des voies digestives; beaucoup de soif et de frissons. Peu de sommeil mais plus de calme. Sueurs légères la nuit. L'ictère est encore moins prononcé. Il ne reste qu'une faiblesse générale. Les crachats ne contiennent plus de sang: même régime. Deux garde-robes diarrhéiques. P. 83. T. 37,6 le matin.

Le 25. L'ictère diminue de plus en plus. Le malade ne présente aucun symptôme particulier. Le foie est encore un peu volumineux. Peu de diarrhée. Sueurs légères pendant la nuit. Matin. P. 76. T. 37,4.

Le 26. Langue presque normale; un peu d'appétit. Sueurs abondantes la nuit précédente. Amaigrissement assez prononcé depuis quelques jours. Le malade prend toujours 3 gr. bicarbonate de soude. Diarrhée légère. Matin : P. 76. T. 37,6.

Le 27. Sommeil assez prolongé; les sueurs nocturnes sont toujours abondantes; constipation. Le malade prend pour la première fois quelques aliments : œuf, poulet et potages. Matin : P. 80. T. 37,6. Soir :

Le 28. Les aliments ont été bien supportés. Même état des voies digestives. P. 60. T. 37,1. Urines un peu moins foncées, légèrement alcalines.

Le 29. Rien de particulier dans l'état général. Même alimentation. P. 60. T. 37,4 le matin. Urines sédimenteuses (urates), neutres.

Le 30. Eruption de trois furoncles au niveau de la mâchoire inférieure du même côté droit, sur le trochanter du même côté et dans le dos.

1er décembre. On incise deux furoncles. Le malade va de mieux en mieux. L'appétit et les forces vont en augmentant. L'ictère pâlit de plus en plus. Légère diarrhée. P. 60. T. 38,6 le matin.

Le 2. Sommeil prolongé et calme; la langue est un peu saburrale. — Cotelette, poisson, potages.

Le 2. Les furoncles incisés sont guéris. Celui de la région dorsale est ouvert par le bistouri. La démangeaison persiste, la nuit surtout. Appétit modéré.

A dater de ce jour, la convalescence suit une marche régulière et rapide. Mais le malade ne se lève qu'à partir du 8 décembre et pendant quelques instants seulement.

JOURS du MOIS.	JOURS de la MALADIE.	M.	S.	P. M.	VOLUME des URINES.	DENSITÉ.	URÉE.	CHLORE.
20 nov.	5ᵉ	37.8	38.1	70	6.600	1.011	40.90	3.96
21 —	6ᵉ	37.6	38.»	90	3.140	1.011	45.40	3.45
22 —	Après	37 »	37.8	88	2.375	1.012	47.30	3.52
23 —	le	37.4	37.9	80	3.650	10.12	54.75	5.10
24 —	frisson	37.6	37.8	85	2.420	1.012	29.76	10 »
25 —	10ᵉ	37.4	»	76	2.700	1.013	25.11	10.30
26 —	—	37.6	»	76	3.100	1.014	27.09	12.04
27 —	—	37.6	»	80	2.600	1.015	22.86	10.04
28 —	—	37.4	»	60	2.350	1.014	20.33	10.60
29 —	—	»	»	»	»	»	»	»
30 —	15ᵉ	»	»	»	2.250	1.018	24.75	11 »
1ᵉʳ déc.	—	37.6	»	60	1.650	1.017	16.80	7.75
2 —	—	»	»	»	2.400	1.015	25 »	»
3 —	—	»	»	»	2.500	1.014	18.80	9.89
4 —	—	»	»	»	2.550	1.014	18 55	»
5 —	—	»	»	»	»	»	»	»
6 —	—	»	»	»	»	»	»	»
7 —	—	»	»	»	1.850	1.014	15.24	»
8 —	23ᵉ	»	»	»	2.400	1.014	18.00	»

Genevoix.

6

§ 2. MALAADIES DU FOIE DÉTERMINANT UNE DIMINUTION DU TAUX DE L'URÉE

Le deuxième groupe comprend des faits dans lesquels on a constaté une diminution plus ou moins prononcée dans la production de l'urée.

D'après les renseignements fournis par la clinique et par les autopsies, il y a lieu de croire que ces faits se rapportent, en général, à des lésions plus ou moins profondes du parenchyme hépatique, tantôt attaquant l'organe dans toute son étendue, comme la cirrhose et l'atrophie jaune aiguë, tantôt se circonscrivant et ne détruisant le tissu du foie que sur un ou plusieurs points comme le cancer, les kystes hydatiques, les abcès des pays chauds.

Certaines maladies fébriles graves, telles que la variole, la fièvre typhoïde, le typhus, lorsque apparaissent les lésions de la dégénération granulo-graisseuse du foie, déterminent un abaissement notable du chiffre de l'urée et doivent, par conséquent, trouver place dans cette description, à côté des lésions hépatiques diffuses, à évolution rapide, comme l'atrophie jaune aiguë.

La colique de plomb, compliquée de la rétraction du foie, si bien étudiée par M. le professeur Potain, produit également une diminution notable dans le chiffre de l'urée excrétée : pour cette raison, nous devrons le mentionner en ajoutant que la lésion qu'elle détermine est une simple lésion fonctionnelle et transitoire du foie.

Certaines maladies des voies biliaires avec oblitération dans la plupart des cas (par un calcul, un cancer de

la tête du pancréas, etc.) et rétention de la bile, lorsqu'elles s'accompagnent d'une altération concomitante
du parenchyme hépatique, déterminent une forme particulière de fièvre intermittente symptomatique à laquelle
on a donné le nom de fièvre intermittente hépatique. Or,
à l'encontre de la fièvre intermittente vulgaire qui, pendant toute la durée du paroxysme fébrile, offre une augmentation considérable de l'urée, relativement à la période apyrétique, la fièvre intermittente hépatique pendant les jours où la température s'élève, présente une
diminution correspondante dans le taux de l'urée. Voilà
donc une différence bien tranchée qui doit faire ranger
ette fièvre hépatique dans les maladies du deuxième
groupe.

Cirrhose. — Il y a longtemps déjà que la diminution
de l'urée avait été constatée dans l'hépatite chronique.
Rose, Henri (de Manchester), Berzélius, Prévost et Dumas, sans preuves bien régulières, il est vrai, sont affir-
matifs à cet égard. D'autres cliniciens arrivèrent à des
conclusions différentes.

Ainsi Andral, dans trois cas de cirrhose, a trouvé de
20 à 22 grammes d'urée pour 1,000. Frerichs a quelquefois constaté en pareille circonstance que l'urine
diminuait et qu'on trouvait une forte proportion d'urée,
de créatine, de créatinine et d'acide urique.

De ces observations, on ne peut rien conclure, attendu
qu'elles ont été faites sur de simples échantillons et non
sur l'urine de 24 heures.

Actuellement on peut dire que le nombre des faits
connus est assez grand pour permettre d'établir comme

une règle que le taux de l'urée des vingt-quatre heures est toujours diminué dans les cas de cirrhose atrophique ou même hypertrophique.

Dans l'observation XI, la plus forte quantité de l'urée éliminée fut de 24 grammes par litre, la plus faible de 13 gr. 4. La moyenne oscillait entre 16 et 18 grammes.

Dans l'observation XII, la quantité d'urée obtenue n'est jamais tombée au-dessous de 17 grammes par litre.

L'observation XIII offre une diminution encore plus considérable, puisque le chiffre de l'urée s'est abaissé à 12 gr. 10, même à 5 et 6 grammes par litre.

Dans le travail auquel nous avons fait allusion plus haut, M. Brouardel relate un certain nombre de cas de cirrhose atrophique observés dans la période de l'ascite. L'urée de vingt-quatre heures, chez les malades, n'a jamais dépassé 9 grammes; elle n'a atteint ce chiffre qu'une fois. Elle est souvent descendue à 3 grammes et une fois à 1 gr. 88.

Dans la cirrhose hypertrophique, le taux de l'urée diminue également. M. Hanot (1), dans sa thèse, relate une observation prise dans le service de M. Bucquoy et dans laquelle l'analyse de l'urine fut faite par M. Byasson. Le chiffre de l'urée, dans les vingt-quatre heures, a oscillé entre 4 et 9 grammes.

La proportion des urates est très-accrue et ces sels se déposent spontanément, par le refroidissement sous forme d'un précipité rougeâtre très-épais.

(1) M. Hanot. Thèse de Paris, 1875, p. 55.

OBSERVATION XI (Inédite).

Le 10 février 1875, entre au n° 35 de la salle Saint-Augustin, service de M. le Dr Brouardel, le nommé Colmans (Joseph), polisseur sur blanc, âgé de 62 ans.

Cet homme raconte qu'aux approches de l'hiver il ressentit quelques traces d'une maladie sourde, vague, jusqu'au jour où à la suite d'un refroidissement il fut obligé de se mettre au lit.

De la fièvre de la céphalalgie, des douleurs de reins le gardèrent au repos forcé trois semaines durant, jusqu'au 11 ou 12 janvier par conséquent.

A cette époque il tenta de se remettre à son travail, mais deux jours après. les mêmes symptômes le reprirent. Depuis, quelques coliques qui durèrent trois ou quatre jours et qui passèrent d'elles-mêmes le reprirent et furent suivies d'une diarrhée assez forte. Selles absolument liquides. A la fièvre et à la céphalalgie se mêlent de nombreux et petits frissons. Jusqu'au 8 février les selles demeurèrent liquides et assez nombreuses, atteignant presque habituellement la moyenne de cinq ou six par jour. Dimanche dernier, par exemple, il alla à la garde-robe huit fois. Quelque peu de sang mêlé aux matières fécales. De même au début de la maladie il avait présenté quelques épistaxis légères.

Etat actuel. — Il dit n'avoir jamais éprouvé de douleur à l'hypochondre droit. Il n'a jamais eu non plus d'ictère. Aujourd'hui on constate une face terreuse : deux selles par jour et diarrhéiques. Céphalalgie persistante. Pouls petit et fréquent.

Rien au cœur.

Rien au poumon, qu'une respiration légèrement soufflante. Grande faiblesse qui a nécessité son transfert à l'hôpital.

Membres amaigris. Abdomen présentant une ascite peu considérable. Cette hydropisie n'a été remarquée par le malade qu'au mois de janvier : ses membres avaient un peu gonflé au mois de septembre.

Foie peu volumineux, dur, atteignant à peine le rebord des fausses côtes.

Urines d'un jaune orangé très-foncé, tirant sur le rouge orangé, denses.

(1) Nous devons cette observation à l'obligeance de M. le docteur Brouardel.

| La circulation veineuse abdominale n'est pas plus sensible que normalement.

14. — 9 gr. 78 centigrammes d'urée par demi-litre; quelques dépôts filamenteux.

16. — N'a rejeté que 120 centigrammes d'urine en 24 heures ; 2 gr. 928 d'urée ; 24 gr. par litre.

17. — N'a rejeté que 150 centigrammes d'urine en 24 heures; 2 gr. 700 d'urée ; 18 gr. par litre.

18. — N'a rejeté que 90 centigrammes d'urine en 24 heures ; 1 gr. 971 d'urée ; 21 gr. par litre.

19. — Les urines conservent leur couleur : les selles atteignent le chiffre moyen de trois ou quatre, en vingt-quatre heures, sont diarrhéiques et fatiguent le malade. L'appétit est conservé au point qu'il mange deux portions ; les digestions se font bien.

20. — Il a rejeté 140 cc. d'urine ; 16 gr. 7 d'urée par litre.

21. — Une selle cette nuit, diarrhéique.

24. — La diarrhée semble s'arrêter à la suite de l'administration de 6 pilules d'opium de 2 centigrammes ; 390 cc. d'urine contenant 6 gr. 006 d'urée ; 15 gr. 4 par litre.

25. — Trois selles diarrhéiques; 280 cc. d'urine contenant 4 gr. 3120 d'urée ; 13 gr. 4 par litre.

26. — Trois selles diarrhéiques ; 303 cc. d'urine contenant 4 gr. 662 d'urée; 15 grammes par litre.

27. — Il a encore eu trois selles diarrhéiques; 375 cc. d'urine contenant 6 gr. 750 d'urée ; 18 grammes par litre.

28. — Cinq selles diarrhéiques.

1er mars. — 300 cc. d'urine contenant 5 gr. 1600 d'urée; 17 gr. 2 par litre.

2. — Une selle non diarrhéique grâce à 6 pilules d'opium ; 600 cc. d'urine contenant 9 gr. 2110 d'urée ; 15 gr. 4 par litre.

3. — 170 cc. d'urine contenant 2 gr. 618 d'urée ; 15 gr. 4 par litre.

4. — Quatre selles diarrhéiques. Il reste peu d'urine.

5. — Trois selles diarrhéiques; 17 grammes d'urée par litre d'urine.

6. — Le malade a pris 6 pilules; quatre selles diarrhéiques; 100 cc. d'urine contenant 1 gr. 100 d'urée; 16 gr. 7 par litre.

7. — Aucune selle : le malade a pris 6 pilules ; 200 cc. d'urine contenant 3 gr. 70 d'urée ; 18 gr. 5 par litre.

8. — Deux selles diarrhéiques; le malade n'a pas pris de pilules;

300 cc. d'urine contenant 18 grammes environ d'urée pour un litre.

9. — Trois selles diarrhéiques ; le malade a peu uriné.

10. — Le malade a encore eu trois selles diarrhéiques ; 200 cc. d'urine contenant 4 gr. 12 d'urée ; 20 gr. 6 par litre.

11. — Trois selles diarrhéiques ; 100 cc. d'urine contenant 1 gr. 88 d'urée ; 18 gr. 8 par litre.

La faiblesse du malade augmente ; les urines sont denses et troublées avec abondance de phosphates et de carbonates ; pas d'albumine.

12. — Le malade a pris 6 pilules et n'a pas eu de selles ; 220 cc. d'urine contenant 4 gr. 24 d'urée.

13. — Le malade, de plus en plus faible, meurt dans la nuit.

A l'autopsie, on trouve le foie petit ; il est le siége d'une prolifération interstitielle très-évidente. La partie du lobe qui recouvre la vésicule est amincie et laisse voir cette dernière par transparence dans un intervalle de 1 centimètre au moins.

La rate est diffluente et se décortique aisément.

L'aorte porte plusieurs plaques athéromateuses anciennes et les valvules sigmoïdes, diverses indurations de formation récente.

.Les deux poumons dans les deux tiers supérieurs sont remplis d'une production miliaire abondante à laquelle la mort peut être attribuée.

OBSERVATION XII (1).

Cirrhose.

Homme âgé de 36 ans, entré à l'hôpital Saint-Antoine, salle Saint-Lazare, service de M. Cadet de Gassicourt, le 16 novembre 1872, pour augmentation de volume du ventre, œdème des jambes et des bourses et gêne de la respiration. Le début de ces accidents remonte à plusieurs mois. Ce malade boit deux ou trois litres de vin par jour et de l'eau-de-vie. On constate une ascite considérable et une augmentation de volume du foie dont la hauteur (ligne du mamelon) mesure 14 centimètres. Le repos et les diurétiques permettent bientôt au malade de quitter l'hôpital. Mais il est obligé d'y rentrer le 1er août 1873. Le ventre est alors très-volumineux, les digestions sont pénibles, l'appétit a diminué, l'œdème des membres inférieurs est considérable. En quelques se-

(1) M. Fouilhoux. Thèse de Paris, 1874, p. 115.

maines les mêmes soins, le régime lacté d'abord, suspendu à cause de la diarrhée, puis les diurétiques, amènent une amélioration notable. Les épanchements disparaissent, le foie diminne, l'appétit et les forces reviennent presque complètement. Le malade quitte l'hôpital dans un état excellent.

27 septembre. Le malade a rendu 41 grammes 37 d'urée pour 2,500 centilitres d'urine.

Le 29, 19, 35. Les dosages ont été faits avec l'appareil de M. Esbach; la quantité d'urée obtenue avec le procédé n'est jamais tombée au-dessous de 17 grammes. Lorsque le malade est sorti de l'hôpital (20 octobre) il y avait depuis quelques jours une moyenne de 24 grammes; la quantité d'urine a oscillé entre 1,500 et 2,500 centilitres; les urines devenaient rapidement alcalines dans le vase qui les contenait. Aussi le procédé de M. Quinquaud (réactif de Millon) ne donnait que de très-minimes quantités d'urée : de 10 grammes à 1 gramme. L'azotate mercurique (procédé de Liebig) a généralement donné des chiffres plus élevés que l'azotite de mercure : mais quelquefois aussi, la réaction était nulle.

On ne peut pourtant pas supposer que toute l'urée se fût transformée en carbonate d'ammoniaque dans un liquide aussi étendu (2,000 centilitres en moyenne), puisque cela n'arrivait pas pour les urines placées dans les mêmes conditions. Des urines plus alcalines ont toujours présenté la réaction de l'urée avec l'azotate ou l'azotite de mercure, même après avoir été débarrassées de l'acide carbonique. Il faut donc admettre qu'il existait dans ce cas une grande quantité de produits azotés, décomposables par l'hypobromite de soude et que l'urée était en très-faible proportion.

OBSERVATION XIII (1).

Cirrhose du foie.

Méchin (Elie), âgé de 44 ans, entre à l'hôpital Saint-Antoine, le 18 juin 1873 (service de M. Cadet de Gassicourt). Depuis trois se-

(1) Thèse de M. Fouilhoux, 1874.

maines, il a perdu les forces et l'appétit ; ventre volumineux depuis très-longtemps. Antécédents d'alcoolisme, urines fortement colorées en rouge brun, abondantes et sans matière colorante de la bile. Sous l'influence du repos, des diurétiques et des toniques, l'état général et local s'améliore et le malade quitte l'hôpital le 26 juillet;

Deux mois après, il y rentre. Abdomen plus volumineux. OEdème aux jambes. Un peu de fièvre, pouls accéléré : le foie mesure 15 centimètres (ligne mamelonnaire); urines rares, d'un rouge jaunâtre très-foncé et chargées d'urates alcalins : pas de matières colorantes biliaires.

Vers le 5 octobre l'état s'aggrave ; gêne de la respiration, langue sèche : prostration. En quelques jours amaigrissement extrême. teinte jaune bistre de la peau.

7. — Ponction abdominale : vomissements le lendemain. Les deux liquides ne contiennent pas d'urée ; le foie est dur, non mamelonné : il déborde les fausses côtes de 10 centimètres, sa hauteur est de 18 centimètres.

14. — Diarrhée, qui persiste jusqu'à la fin ; toujours un peu de fièvre : facies altéré : œdème des jambes.

18. — Urines toujours rares non ictériques.

21. — Mort.

A l'autopsie, rate et foie très-volumineux. La coupe du fond est dure et d'apparence fibreuse. Poumons congestionnés : dilatation des cavités du cœur : intégrité des autres organes.

L'analyse des urines n'a pas été faite durant le premier séjour du malade à l'hôpital ; lors de sa rentrée à dater de laquelle commence la dernière période de sa maladie on a constaté dans le volume des urines une diminution notable puisque ce volume n'a pas dépassé 500 cc: la densité s'est maintenue entre 1030 et 1038. Quant à l'urée sa proportion n'a pas dépassé 10 ou 12 gr. et souvent elle est descendue à 5 ou 6 grammes.

Atrophie jaune aiguë. — C'est surtout dans l'atrophie jaune aiguë que la diminution de l'urée est frappante. La destruction rapide des cellules hépatiques dans toute l'étendue du foie constitue la lésion caractéristique de cette maladie, et les altérations de l'urine qui en sont la conséquence sont des plus remarquables. C'est à Frerichs qu'on doit la connaissance de ces modifications qui se traduisent par la diminution de l'urée, de l'acide urique, des sulfates et des phosphates, et par l'apparition, dans les urines concentrées, de la leucine et de la tyrosine en forte proportion.

« Ce qui prouve l'importance des fonctions du foie, dit Frerichs (1), ce sont les changements remarquables que l'urine, où aboutissent les principaux produits ultimes des métamorphoses, présente dans l'atrophie jaune aiguë. L'urée, résultat final de la décomposition des substances albuminoïdes, disparaît peu à peu entièrement. A sa place apparaît une masse de produits étrangers à l'urine normale. Les éléments solides consistent presque exclusivement en leucine, tyrosine ; l'acide urique ne s'y trouve qu'en médiocre quantité. C'est encore une question de savoir pourquoi l'urée disparaît. A-t-elle continué d'être produite, les reins cessant de l'expulser, ou bien la transformation de la matière est-elle si profondément altérée qu'il ne se forme plus d'urée comme produit final. »

Les résultats annoncés par Frerichs ont été confirmés par les observations de Neukomm (2), Scherer, Harley, Schmeisser (3), Bouchard (4). Habershon (5); dans son traité des maladies du foie (6), M. Murchison rapporte un cas d'atrophie jaune aiguë dans lequel la leucine et la tyrosine ayant fait défaut dans les urines pendant la

(1) Traité des maladies du foie, p. 260.
(2) Dissertation inaugurale. Zurich, 1859.
(3) Archiv. für pharmaceut. Bd. 100. p. 11.
(4) *Gaz. hebdom.*, 1876, p. 85.
(5) Habershon. Pathologie and treatment of diseases of the liver.
(6) Diseases of the Liver, p. 231.

vie se retrouvèrent après la mort non-seulement dans le foie, mais encore dans le parenchyme du rein.

Ce serait une erreur de croire que la présence dans les urines de la leucine et de la tyrosine est particulièrement propre à l'atrophie jaune aiguë.

Les observations de Murchison sur le typhus et la fièvre typhoïde prouvent que dans ces maladies, alors que le parenchyme hépatique est atteint de dégénération granulo-graisseuse diffuse, l'urée, dont le taux s'abaisse considérablement, est remplacée en quelque sorte par la leucine et la tyrosine.

Les trois observations suivantes, empruntées à Frerichs, sont aussi caractéristiques que possible.

OBSERVATION XIV (1).

Symptômes de catarrhe gastrique et ictére; délire, convulsions et coma, mort le septième jour de la maladie. — Atrophie aiguë du foie. — Hémorrhagie dans le tube intestinal, sur la muqueuse des voies aériennes, etc. — Composition de l'urine.

P..., âgée de 24 ans, femme d'un charpentier, fut apportée le 21 janvier, dans un état de demi-perte de connaissance, à l'hôpital de Allerheilijen. Cette femme qui avait toujours joui d'une bonne santé, était dans le septième mois de la grossesse. Elle tomba malade le 17, et présenta les symptômes semblables à ceux d'un catarrhe aigu de l'estomac. Le 20. Le Dr Hasse la dirigea sur l'hôpital après avoir observé une légère coloration ictérique du visage. La nuit suivante, la femme commence à délirer.

La conjonctive présente une teinte jaune légère, ainsi que la peau du cou et du visage, tandis que l'abdomen et les extrémités inférieures ne présentent pas trace d'ictère. La percussion de la région du foie ne donne un son obscur que dans une étendue de 3 cent. sur la ligne axillaire.

Dans la nuit du 21 au 22, l'agitation augmente.

(1) Frerichs. Traité dies du fie, des ma p. la234, obs. XVIII.

Le **22**. Elle accouche d'un fœtus mort, et une hémorrhagie abondante suit l'accouchement.

L'excitation diminua après cet accident. L'ictère a augmenté depuis la veille. Le foie ne donne nulle part de son obscur.

L'urine qu'on obtient avec la sonde est acide, d'un rouge jaunâtre, claire, sans albumine, d'une densité de 1018.5. L'addition d'acide nitrique rendit sa couleur plus foncée, sans cependant lui donner la teinte caractéristique du pigment biliaire. Abandonnée au repos, l'urine laissa déposer un léger sédiment, dans lequel on trouvait de nombreuses aiguilles, en partie isolées, en partie réunies en groupes, avec de l'épithélium de la vessie et des canalicules uriniféres colorés en jaune.

La nuit du **22** au **23** fut assez calme, la malade était plongée dans un coma profond.

Le **23**. L'ictère paraît augmenté.

L'urine est foncée, acide ; elle donne évidemment la réaction du pigment biliaire, mais non celle des acides de la bile : sa densité s'élève à 1024.

Abandonnée à l'air froid, elle laisse déposer un sédiment floconneux d'un jaune vert composé exclusivement de groupes globuleux d'aiguilles de tyrosine. Une goutte d'urine, en s'évaporant sur le porte-objet, laisse un résidu qui, d'après l'examen microscopique, était composé presque exclusivement de cristaux de leucine et de tyrosine, teints en partie de matière colorante, et aussi bien caractérisés que possible. Une partie de l'urine fut, aussitôt après son extraction au moyen du cathéter, débarrassée de ses matières colorantes et extractives, en les saturant avec de l'acétate de plomb basique, délivrée de l'excédant de plomb, concentrée et abandonnée au repos. Déjà au bout de **24** heures il s'était séparé, en quantité suffisante pour faire plusieurs analyses élémentaires, de la tyrosine sous forme de groupes globuleux d'un jaune brun ou vert, dont l'identité put ensuite être constatée par la forme des cristaux.

L'état comateux persiste, le pouls s'élève à 134, la peau se couvre d'une sueur visqueuse, et la mort survint vers **7** heures.

Le foie, extrait du cadavre et abandonné à lui-même, se recouvre à la surface de ses coupes d'une efflorescence grise formée de globules de leucine mélangés çà et là de groupes cristallins de tyrosine.

L'urine rendue pendant la vie fut soumise à un examen détaillé ; elle laissa 4.9 0/0 de résidu solide et 0.14 0/0 de cendre. Le résidu

présentait une réaction fortement acide et consistait essentielle-
ment en leucine, tyrosine, et une matière extractive visqueuse, avec
des traces d'acide urique ; on y chercha vainement de l'urée ; l'ammoniaque y était en si petite quantité, qu'on ne pouvait songer à
une disparition de l'urée par décomposition.

Cette opinion était encore contredite par la réaction acide de
l'urine examinée aussitôt après son émission.

Autre fait encore très-remarquable : l'acide phosphorique et les
terres calcaires manquaient complètement dans les cendres.

L'urine laissa déposer par évaporation un sédiment considérable,
jaune-vert, qui fut recueilli et traité par l'ammoniaque concentré ;
la solution laissa déposer des aiguilles cristallines longues et minces
possédant toutes les propriétés de la tyrosine ; l'analyse de ces
cristaux donna 8.03 0/0 d'azote, ce qui s'accorde avec la formule de
la tyrosine. L'évaporation de l'ammoniaque laissa un corps semblable à la tyrosine, cristallisant dans la même forme, mais en dif-
férant par une solubililité plus grande et une plus forte proportion
d'azote, 8.83 0/0.

Le résidu de l'urine fut traité à différentes reprises par l'alcool
absolu, pour obtenir l'urée. La solution laissa précipiter, par l'addition de moitié son volume d'éther, une matière amorphe, de laquelle se séparèrent graduellement des cristaux de leucine. Le
liquide filtré fut dépouillé de l'éther par évaporation, et on y ajouta
une solution alcoolique d'acide oxalique. Il se forma un précipité
cristallin, qui fut dissous dans l'eau et décomposé avec la craie. Le
liquide filtré laissa par l'évaporation un très-faible résidu, dans
lequel l'examen avec l'acide nitrique ne put faire découvrir aucune
trace d'urée. Le sel précipité par l'acide oxalique était de l'oxalate
d'ammoniaque. Ce qui resta après le traitement par l'alcool absolu
fut dissous en très-grande partie par l'alcool bouillant, qui laissa
une matière brune visqueuse, entièrement semblable, pour l'aspect
et l'odeur, à la masse qu'on obtient dans la préparation de la leucine et de la tyrosine par la décomposition des matières protéiques
au moyen des acides.

La solution alcoolique donna, par l'évaporation, un sirop qui se
prit en une masse cristalline par la séparation de la leucine.

L'urine contenait des corps identiques, ou peut-être seulement
eu égard à la matière amorphe, des corps analogues à ceux qui se
produisent lors de la décomposition artificielle des matières protéiques ; tandis que l'urée qui, dans les circonstances normales,

forme le produit principal des métamorphoses de la matière, manquait complètement.

Le sang du cœur et des veines caves ainsi que la substance cérébrale, contenaient de petites quantités de leucine. Le foie et la rate en fournirent davantage, car ils constituent avec les glandes lymphatiques et le pancréas les foyers essentiels de la formation de ces substances.

OBSERVATION XV (1).

Ictère au sixième mois de la grossesse, douleurs de tête violentes ; très-grande agitation, avortement, vomissements de matières noires, constipation opiniâtre, coma, pétéchies ; mort au huitième jour du début de l'ictère. — Atrophie aiguë du foie. — Rate petite. — Urine riche en leucine, tyrosine, urée dans le sang.

Il s'agit d'une femme de 35 ans atteinte d'atrophie jaune aiguë dont elle mourut quatre jours après son entrée à l'hôpital. L'urine recueillie vingt-quatre heures avant la mort était très-acide; elle laissa déposer un sédiment épais d'un jaune rouge, formé en très-grande partie d'urates, mais contenant en outre un grand nombre de groupes volumineux de tyrosine colorée en jaune. L'urine soumise à un examen plus détaillé contenait une médiocre quantité d'urée, beaucoup de leucine et de tyrosine, avec une matière extractive visqueuse. On obtint des résultats différents avec l'urine retirée de la vessie peu de temps avant la mort et avec celle qu'on recueillit pendant l'autopsie. On ne put y trouver que de très-faibles traces d'urée. Il fallut le microscope pour y faire découvrir quelques cristaux de nitrate de cette base. L'évaporation de l'urine laissa un résidu solidifié par les globules de leucine mélangés aux groupes de tyrosine. Ces deux substances furent isolées et obtenues à l'état de pureté.

Le sang contenait beaucoup de leucine et une très-notable quantité d'urée.

« Dans le cas actuel, ajoute Frerichs, la mort arriva avant que l'altération locale du foie eût atteint sa dernière limite, et que la décomposition des cellules glan-

(1) Frerichs. Traité des maladies du foie, p. 239.

dulaires fût complète, par suite de gastrorrhagies profuses se continuant sans relâche. C'est pour cette raison
que l'urine, recueillie vingt-quatre heures avant la mort,
contenait encore une assez grande quantité d'urée,
tandis que cette substance avait entièrement disparu
sous l'action des altérations plus avancées, constatées
dans l'observation précédente. »

OBSERVATION XVI (1).

Habitudes d'ivrognerie et de débauche. — Troubles persistants de la
digestion. — Ictère, hypertrophie du foie, délire bruyant, somnolence, coma, mort. — Autopsie. — Foie gras, parsemé de foyers in-
flammatoires circonscrits; destruction des cellules et hypertrophie
de la charpente conjonctive; rate très-petite. — Etat gras des muscles du cœur, des reins. — Urine riche en leucine, tyrosine, créatine,
exhalant une odeur sulfhydrique.

C..., maçon, âgé de 36 ans fut apporté à l'hôpital le 13 octobre
1858. Il présente une coloration ictérique, de la somnolence ; le foie
est un peu tuméfié ; la vessie contient une grande quantité d'urine
à odeur sulfhydrique, à réaction faiblement acide, contenant un
peu de pigment biliaire et point d'albumine.

14. — Le malade ne peut plus être éveillé; le volume du foie n'a
pas varié ; l'urine conserve toujours l'odeur sulfhydrique. Elle
colore en noir la sonde d'argent, présente une réaction acide, est
chargée de matière colorante biliaire, mais dépourvue d'albumine.
D. 1,020 La mort arrive le même jour.

L'urine extraite peu d'heures avant la mort fut soumise à un examen détaillé. Par le dessèchement seul de quelques gouttes sur le
porte-objet du microscope, il se sépara des agrégats en gerbe formés par la tyrosine et de petits prismes cristallins qu'on reconnut
ensuite pour de la créatine.

Un papier imprégné d'acétate de plomb soumis à la vapeur de
l'urine en ébullition, fut coloré en noir ; celle-ci réduite au sixième
de son volume primitif laissa précipiter une forte proportion de
tyrosine (1 gr. 50 fut extrait de 250 centimètres-cubes d'urine). En

(1) Frerichs. Traité des maladies du foie, p. 267.

outre, on constata la présence de nombreux cristaux de créatine et d'oxalate de chaux. Un fait remarquable c'est que la concentration prolongée de la liqueur ne put faire apprécier aucune trace apparente de leucine.

Par l'addition de l'alcool, l'urine laissa précipiter une substance blanchâtre, amorphe, qui dissoute dans l'eau puis évaporée lentement, donna pour résidu des cristaux de créatine et d'oxalate de chaux joints à beaucoup de matière amorphe. Le contact de l'alcool avec l'urine ayant été prolongé, la substance floconneuse fut en grande partie dissoute, puis on fit réduire la liqueur jusqu'à la consistance de sirop, et on laissa cristalliser. Il se sépara alors de fortes proportions de leucine, c'est à peine si l'on put constater quelques traces d'urée.

Dans le sang du cœur et des vaisseaux axillaires on trouva de la créatine, de la leucine et de la tyrosine, mais point d'urée. Ces trois produits furent aussi découverts dans le parenchyme des reins...

Frerichs regarde l'apparition dans l'urine d'une mass considérable de créatine coïncidant avec la disparition de l'urée comme un fait très-important surtout après les expériences que Ludwig et Hermann (1) ont faites sur la ligature de l'uretère chez les animaux. Ces expérimentateurs trouvèrent, en effet, après cette ligature, peu d'urée et beaucoup de créatine, tandis que la proportion de ces produits devenait inverse lorsqu'on cessait, pendant quelques heures, de comprimer l'uretère.

La substitution de la leucine et de la tyrosine à l'urée dans les cas où le parenchyme hépatique est gravement atteint, peut-elle recevoir une interprétation?

La leucine est regardée comme l'un des produits intermédiaires de la transformation des matières albu-

(1) Ludwig et Hermann. Sitzungsbericht der mathemat. naturwissenschaft. Classe der Kais. Kön. Academie in Wien, t. **XXXVI**, page 349.

minoïdes et les recherches de Liebig, Scherer, Gorup-
Besanez, Frerichs, Neukomm et d'un grand nombre
d'auteurs permettent d'en faire un des principes consti-
tuants de certains parenchymes (rate, pancréas, cerveau),
du foie entre autres. La tyrosine n'existe pas dans le
foie normal. Elle paraît être un produit de désassimilation pathologique ou encore un produit cadavérique
(Radjewesky) (1). Voici comment dans son cours, M. le
professeur Charcot propose d'expliquer la formation de
ces deux produits (2). Le foie, source principale de la
production d'urée, peut, dans les conditions de la fièvre,
exagérer momentanément sa fonction et produire un
excès d'urée pourvu que le parenchyme hépatique soit
anatomiquement sain. Si l'organe présente des altérations plus ou moins profondes, les produits de la désassimilation azotée opérée par lui sont imparfaits : l'urée
ne se produit qu'en petite quantité et, à sa place, se forment des substances moins élevées dans la série, à
savoir la leucine et la tyrosine.

M. Harley (3) considère la leucine et la tyrosine
comme les produits de l'interruption des métamorphoses
que subissent les substances hépatiques pour se transformer en acide taurocholique et glycocholique. Par des
injections sous-cutanées de bile, il produisit artificiellement la jaunisse chez des chiens et constata dans
l'urine de ces animaux la présence de la leucine et de
la tyrosine.

Quoi qu'il en soit de ces théories, il importe de ne pas

(1) Centralblatt, 1866, p. 405.
(2) Leçon du 1er mai 1876.
(3) *Loc. cit.*

Genevoix.   7 perdre de vue que la présence de la tyrosine dans l'urine est un signe presque certain d'une mort prochaine.

Dégénération granulo-graisseuse du foie dans certaines maladies fébriles graves. — Cette lésion du foie rencontrée dans la variole, la fièvre typhoïde, le typhus, a été déterminée, par M. Brouardel, dans des conditions expérimentales. A la suite d'injections répétées d'huile phosphorée, chez les animaux, ce médecin distingué a constaté un abaissement dans le chiffre de l'urée. Ses résultats en opposition avec ceux qu'avait obtenus M. Bauër dans des conditions analogues sont cependant confirmés par la clinique.

En effet, dans les maladies citées plus haut, qui, en l'absence de lésions hépatiques, déterminent une augmentation du chiffre de l'urée, on voit se produire, lorsque le foie est atteint, un abaissement notable du chiffre de l'urée, malgré la persistance de l'élévation de la température.

M. Brouardel, chez un malade atteint de variole hémorragique, avec une température de 40 à 40°,5, a constaté que le chiffre de l'urée était de 4 gr. 3 et de 2 gr. 8.

M. Murchison (1) a fait la même remarque au sujet de la fièvre typhoïde et du typhus fever. Dans l'observation suivante, il est question d'un cas de typhus compliqué d'ictère avec apparition de leucine et de la tyrosine dans l'urine en même temps que l'urée diminuait dans ce liquide.

(1) On continued fever of Great Britan, 1868.

Observation XVII (1).

Typhus compliqué de jaunisse. — Mort dans le coma. — Leucine et
tyrosine avec diminution de l'urée dans l'urine. — Leucine et tyrosine dans le foie et les reins.

Robert R..., âgée de 33 ans, fut admis à London Fever Hospital
le 26 août 1862.

A l'admission, il donnait sur ses antécédents des renseignements
confus. P. 120 ; langue sèche et sale au centre. La peau est chaude
et sèche avec un rash caractéristique et une teinte générale jaunâtre.

On lui ordonne du lait, de l'eau-de-vie et une mixture contenant
de l'acide sulfurique, de l'éther sulfurique et de la quinine.

Le patient est de plus en plus faible et insensible.

Vers le 28 la teinte jaune de la peau s'accentua et cette teinte
s'étendit aux conjonctives. — On augmente la dose d'eau-de-vie.

29. — P. 120 et faible.

Le malade toujours insensible est dans un état de somnolence
continuelle ; les pupilles sont contractées.

La jaunisse de la peau et des conjonctives s'accentue ; en même
temps on observe à la poitrine et à l'abdomen des pétéchies ; les
évacutions deviennent involontaires ; la langue est fuligineuse ; les
vomissements contiennent de la bile.

La région hépatique devient très-douloureuse ; les urines ont une
couleur bilieuse mais ne donnent pas les réactions des acides de la
bile. Elles ne contiennent pas d'albumine ; le poids spécifique est
de 1027.

A ce moment on évapore 6 onces d'urine ; le résidu contient en
abondance des masses globuleuses de leucine, des cristaux en ai-
guille de tyrosine et aussi des cristaux de phosphate tribasique de
chaux.

En ajoutant de l'acide azotique à une partie de l'urine préalablement concentrée à un douzième de son volume, on obtient une
quantité extrêmement faible de cristaux de nitrate d'urée visibles
au microscope.

30 août. Le malade meurt dans le coma.

(1) Murchison. Treatise on continued fevers, 1862, p. 165.

A l'autopsie on trouva, entre autres lésions une dégénérescence granulo-graisseuse du foie.

On trouve dans l'ouvrage de Frerichs une série d'observations de typhus compliqué d'ictère. Dans toutes il est fait mention de leucine et de tyrosine accumulées dans le parenchyme hépatique.

« Nous avons examiné à cet égard, dit Frerichs, le foie d'un grand nombre de malades et le résultat général de nos recherches a été que, dans le typhus, l'infection pyémique, les affections exanthématiques, etc., les substances que nous venons de signaler (leucine et tyrosine) se présentent en quantité considérable. »

Cancer du foie. — Le cancer du foie s'accompagne également d'une diminution dans le taux de l'urée excrétée. Les observations faites à ce point de vue sont peu nombreuses mais toutes concordantes.

Dans un cas de Vogel (1) dont le malade était atteint d'un cancer de la presque totalité du foie, les chiffres de l'urée des 24 heures ont été de 6, 7 et 8 gr.

M. Parkes (2), note également la diminution de l'urée dans le cancer du foie. « Le régime est tellement pauvre, ajoute-t-il, qu'il vaut mieux ne pas tirer de conclusion.»

M. Hirne (3), a recueilli l'observation d'une femme affectée d'un cancer du foie qui rendait en 24 heures 700 cc. environ d'urine et une quantité d'urée qui a oscillé entre 6 et 7 gr.

L'observation XVIII, moins nette peut-être en raison

(1) Zeitsch. für ration. Medicine, Bd. IV, p. 341, 1854.
(2) Parkes. *The Lancet*, april 8, t. I.
(3) Cité dans la thèse de M. Fouilhoux.

même de la coexistence du cancer de l'estomac, montre une décroissance progressive de l'urée à mesure que la maladie approche de sa terminaison fatale.

D'après Becquerel (1), la quantité absolue d'acide urique secrétée en 24 heures augmente dans un certain nombre de maladies du foie, le cancer entre autres. L'observation XIX, vient à l'appui de son dire.

Les auteurs anglais de leur côté, et en particulier Harley, prétendent que dans le cancer du foie il se fait souvent un dépôt d'acide urique libre au milieu des urates amorphes si communs dans les maladies de l'appareil hépatique.

OBSERVATION XVIII (Inédite) (2).

Cancer stomacal et hépatique.

Le nommé Payot, âgé de 38 ans, homme de peine entre le 28 septembre 1872 à l'hôpital Saint-Antoine, service de M. le docteur Mesnet, salle Saint-Louis, n° 12 et y meurt le 23 novembre.

30. — A ce moment le cancer ne paraît occuper que l'estomac ; l'analyse des urines donne comme résultat : Urée 25 gr.

8 novembre. Les douleurs deviennent beaucoup plus vives, on voit apparaître un léger ictère, et à partir de ce moment il survient des modifications dans la quantité des matériaux solides de l'urine.

JOURS.	UREE.	RESIDU SOLIDE	
9 novembre.	5 gr. »	15 gr.	
10 —	5 gr. 50	12 gr.	Au lieu de 30 gr. au minimum.
11 —	4 gr. »	10 gr.	
12 —	3 gr. »	8 gr.	
15 —	3 gr. »	·7 gr.	

Ces chiffres restent stationnaires et quelques jours avant la mort arrivée le 23 novembre ils diminuent encore.

A l'autopsie on trouve un encéphaloïde primitif de l'estomac et

(1) Séméiotique des urines.
(2) Communiquée par le Dr Quinquaud.

secondaire du foie. Tout l'organe hépatique est envahi par de grosses masses encéphaloïdes.

OBSERVATION XIX (Becquerel).

Cancer du foie. — Séméiotique des urines.

Un homme de 50 ans est entré à l'hôpital de la Charité vers le milieu d'octobre 1857. Il ne fait remonter sa maladie qu'à deux mois.

A son entrée on constate l'hypertrophie considérable du foie avec des bosselures à sa surface. La peau était chaude ; il y avait 104 pulsations par minute. Infiltration des jambes ; amaigrissement avec teinte jaune-paille de la peau, sans ictère.

Le malade succombe le 7 décembre, trois mois et demi après le commencement présumé de sa maladie.

Constamment, chez ce malade, les urines ont présenté des caractères identiques. Quantité peu considérable, forte coloration, densité variant de 1023 à 1025. Sédiments abondants et briqueté rougeâtre d'acide urique : acidité remarquable ; jamais d'albumine. Pas de matière colorante de la bile.

Kyste hydatique du foie. — L'observation suivante communiquée par M. Hirne, à la société anatomique est intéressante à un double point de vue. Elle prouve d'abord que dans le kyste hydatique du foie, le taux de l'urée peut diminuer considérablement puisqu'il est descendu à 4.75

En outre, elle fait voir une concordance remarquable entre l'augmentation de l'urée et l'apparition d'un ictère qui survient le troisième jour.

Pendant la durée de l'ictère les quantités d'urée et d'urine s'élèvent rapidement : quand l'ictère disparaît elles retombent de 16 gr. à 4 gr. 56.

M. Fouilhoux, dans la thèse duquel cette observation se trouve insérée, fait sur les procédés de dosage em-

ployés en cette circonstance la remarque suivante :
« L'hypobromite de soude donnait en moyenne de 1 à
3 gr., de plus que l'autre réactif (réactif de Millon), et la
différence était relativement plus grande entre les chiffres les plus faibles ; ce qui prouve que la diminution de
l'urée s'accompagnait d'une augmentation des produits
similaires ».

OBSERVATION XX.

Kyste hydatique du foie (25 octobre 1873) ; hôpital Saint-Antoine,
salle Saint-Lazare, service de M. Cadet de Gassicourt.

Homme âgé de 46 ans. Antécédents : fièvre intermittente en Al-
gérie, et depuis son retour en France, rhumatismes, syphilis, un
peu d'alcoolisme. Malade depuis un an, sentiment de fatigue, hy-
pochondrie ; ventre volumineux depuis longtemps ; peu d'épanchement péritonéal, jamais d'ictère. La hauteur du lobe droit du foie
22 centim. ; la rate 15 centim. de hauteur.

28. — OEdème des membres inférieurs et des bourses. Urines
rares et foncées.

30. — OEdème des parois abdominales ; ictère ; inappétence.

1er novembre. Régime lacté, diurétiques. Urines alcalines.

3. — Urines acides.

6. — Diarrhée.

7. — Epanchement léger dans la plèvre droite.

10. — Selles molles, incolores ; ictère toujours accusé ; urines
ictériques.

11. — Hémorrhagie intestinale légère. Potion de Tood, Julep
morphiné. Urines plus colorées que d'habitude, acides, à peine
ictériques.

13. — Ventre tendu ; région hépatique douloureuse ; veines sous-
cutanées développées ; langue sèche ; urines plus claires.

14. — Pas de sommeil ; constipation ; appétit nul, pas d'aliments,
soif vive. Moins d'œdème aux membres inférieurs ; urines limpides,
très-colorées.

17. — Moins d'ictère ; ascite ; œdème des jambes. Le malade ne
peut rester couché ; selles colorées. Urines limpides et non ictéri-.
ues. — Bouillon seulement.

18. — Mèmes symptômes, presque plus d'ictère; ventre plus tendu, mais non douloureux; urines acides, limpides non ictériques, mais très-colorées.

19. — Vomissements ce matin; abattement plus prononcé.

21. — Pouls faible, irrégulier; diarrhée. Plus d'ictère, urines toujours très-acides, limpides et de couleur presque normal. Le malade a depuis quelques jours une petite eschare au sacrum.

28, 29 et 30. — Urines peu colorées donnant par l'acide nitrique une matière colorante noire.

Le malade meurt quelques jours après.

A l'autopsie, on trouve un kyste hydatique communiquant avec les voies biliaires; le lobe droit du foie est réduit à une coque fibreuse; rien dans le lobe gauche.

JOURS du MOIS	TEMPÉRATURE.		VOLUME DES URINES en 24 heures.	DENSITE.	URÉE.
	MATIN.	SOIR.			
28 octobre.	—	—	500	1.019	5.76
29 —	—	—	460	1.017	6 »
31 —	—	—	480	1.018	7.15
2 nov.	—	—	850	1.020	14.76
2 —	—	—	1.000	1.020	16 »
3 —	—	—	»	»	8.10
4 —	—	—	450	1.021	»
6 —	—	—	1.200	»	19.80
9 —	—	—	870	1.020	14.80
10 —	—	—	1.100	1.020	16.06
11 —	—	—	380	1.019	4.56
13 —	—	—	550	1.025	9.62
14 —	—	—	560	1.019	8.84
16 —	—	—	1.100	1.022	22.55
17 —	—	—	800	1 017	17.06
18 —	—	—	700	1.017	14 »
19 —	—	—	450	1.020	7.65
20 —	—	—	830	1.017	15.35
23 —	36.4	—	900	1.013	15.52
24 —	36.6	37 »	900	1.013	15.32
25 —	36.4	37.2	900	1.013	15.32
26 —	36.4	—	900	1.013	15.32
27 —	35.8	—	750	0.015	11.47
30 —	35.3	36.6	650	1.014	9.75

Abcès du foie. — Dans les abcès du foie la destruction du parenchyme, étendue ou partielle, s'opère suivant un mode aigu ou subaigu. Il y a donc plus ou moins de fièvre, et cette intervention rend l'abaissement du chiffre de l'urée encore plus intéressant. On doit, sur ce sujet, à M. Parkes (1), des observations significatives, dont les premières furent faites dans l'Inde, il y a une trentaine d'années. Dans les Indes, dit-il, j'ai examiné les urines de malades atteints d'hépatite et d'abcès hépatiques : dans quelques cas j'ai trouvé une augmentation de l'urée, dans d'autres, la quantité en était normale ; dans certains enfin, cette quantité était diminuée ou même manquait complètement. Recherchant la cause de ces différences, il m'a semblé qu'il fallait l'attribuer à l'étendue de la partie en suppuration. Lorsque la suppuration était excessive, la partie sécrétante du foie étant presque entièrement détruite, la proportion d'urée était considérablement descendue, et cette diminution était en rapport avec l'étendue de la partie en suppuration.

Depuis, M. Parkes a eu l'occasion d'étudier, en Angleterre, un vaste abcès du foie dont on retira, à plusieurs reprises, par la ponction, plus de 600 gr. de pus, ce qui prouvait qu'une grande partie du parenchyme était détruite. Dans l'intervalle des ponctions, le malade continuait à s'alimenter : de plus, il avait un peu de fièvre. Or, malgré ces deux causes d'accroissement du chiffre de l'excrétion d'urée, l'analyse des urines dénota une diminution considérable de l'urée, ce qui fit dire à Parkes : « Ou bien que les cellules de pus en voie

(1) Parkes. *The Lancet*, t. I, april 8, p. 467.

de formation s'emparaient de l'azote, ou bien que l'interruption de l'action propre des cellules hépatiques empêchait la formation de l'urée. Cette dernière hypothèse
est la plus probable, puisque plus tard, après chaque
opération, les cellules hépatiques et les vaisseaux étant
moins comprimés, l'urée augmentait considérablement,
bien qu'après la ponction il se produisît un développe
ment plus rapide des cellules du pus. »

La rareté de l'abcès du foie, dans nos climats, rend
compte du petit nombre d'observations publiées sur cette
maladie.

L'observation XXI, recueillie à l'hôpital Saint-Antoine
dans le service de M. le Dr Brouardel, renferme deux
dosages d'urée opérés sur l'urine des vingt-quatre
heures.

Le chiffre de l'urée est notablement abaissé (8 gr. 205)
et (9 gr. 625). Ce qui concorde avec les faits étudiés par
M. Parkes.

OBSERVATION XXI (1).

Abcès du foie.

Lanoir, âgée de 49 ans, marchande des quatre saisons, entre le
février 1875 à l'hôpital Saint-Antoine, pavillon III, n° 14, service
de M. Brouardel.

Il y a 15 mois, elle fut prise, dans la région hépatique, d'un
point douloureux qui persista pendant deux mois sans ictère, ni
embarras gastrique.

Elle entra à l'hôpital temporaire où elle fut soignée pour une
pleurésie droite. Elle sortit en décembre 1874.

Etat actuel. — Les traits tirés expriment la souffrance. L'abdo-

(1) Thèse de M. le Dr Dubain, 1876, p. 25.

men est augmenté de volume ; ses parois sont sillonnées par des ramifications des veines abdominales.

C'est le foie qui forme la tumeur abdominale. Il occupe l'hypochondre droit, la région épigastrique et l'hypochondre gauche. En bas, il déborde de 17 centimètres dans sa plus grande étendue. La palpation est douloureuse.

Les urines éxaminées renferment à peine quelques traces de matière colorante biliaire, mais ni sucre, ni albumine. La quantité rendue dans les vingt heures est de 800 gr., renfermant 8 gr. 205 d'urée.

Les jours suivants l'état s'aggrave.

Devant le tracé thermométrique, le diagnostic kyste hydatique d'abord posé est repoussé et remplacé par celui d'abcès du foie.

Le 10 février une nouvelle analyse des urines fait constater qu'elles renferment une quanitté à peine appréciable de matière colorante.

La quantité de liquide rendue (600 gr.) renferme 9 gr. 625 d'urée.

La malade meurt le 17.

A l'autopsie on trouve un vaste abcès du foie sur les parois duquel s'ouvrent les orifices de canaux biliaires, desquels on fait sourdre par la pression une bile muqueuse.

Rétraction du foie dans la colique de plomb. — La colique de plomb s'accompagne fréquemment d'une rétraction du foie qui se fait dans toutes les dimensions de cet organe, comme l'a montré M. le professeur Potain. — Le plus souvent, le foie reprend ses dimensions quand la colique disparaît, et cette rétraction n'est pas en rapport avec la gravité des autres symptômes et l'intensité des douleurs abdominales. Cependant, il arrive qu'après la disparition du phénomène abdominal le foie reste fort petit. Quoi qu'il en soit, pendant la période des coliques on peut observer une diminution considérable du chiffre de l'urée. — Ainsi dans trois cas, M. Brouardel (mémoire cité) a vu l'urée descendre au chiffre de 3 grammes, tan-

enfin par M. Charcot, dont quelques-unes des observations sont consignées dans la thèse de M. Magnin (1).

Parmi les caractères cliniques qui séparent cette fièvre intermittente de la fièvre paludéenne, il en est un observé pour la première fois par M. Regnard. C'est la diminution de l'urée dans les périodes d'accès. Ce fait est relaté dans une observation que nous reproduisons au complet (XXIII).

Il s'agit d'une fièvre intermittente irrégulière chez un individu atteint d'ictère, en même temps que le foie présentait une augmentation de volume. Les jours où la température s'élève, le taux de l'urée diminue d'une façon correspondante, ce qui est absolument le contraire dans la fièvre intermittente simple. De plus, les jours de fièvre, avec diminution d'urée, on a pu constater la présence de la leucine et de tyrosine dans les urines.

M. Brouardel (cité par M. le professeur Charcot dans son cours) (2) signale un cas qui vient confirmer l'observation de M. Regnard. Il s'agit d'un homme atteint de coliques hépatiques, qui sont remplacées par une série d'accès fébriles, intermittents, inaugurés par un frisson. Or, le chiffre de l'urée des vingt-quatre heures qui, habituellement, est de 11 à 12, décroît régulièrement aux approches des accès, et, le jour même, descend à 6 gr. 5 — 4 gr. 50. La leucine et la tyrosine n'ont pas été recherchées.

(1) Magnin. Thèse de Paris, 1869.
(2) Leçons du 1er mai 1876.

Observation XXIII.

(M. Regnard. Mémoires de la Société de Biologie, 1873, p. 337)
Lithiase biliaire ; obstruction incomplète du canal cholédoque ; accès
de fièvre intermittente. — Autopsie.

Audoque Jean, 68 ans, cocher, entre le 7 avril 1873 à l'hôpital
Saint-Antoine, salle Sant-Louis, n° 52, service de M. le Dr Dumont-
pallier. Cet homme a pendant longtemps abusé des liquides alcooliques, jamais pourtant il n'avait rien eu du côté du foie. Les artères
étaient athéromateuses, le cœur présentait un léger souffle à la
base. Les poumons étaient emphysémateux et remplis de râles de
bronchite.

Les déjections étaient depuis longtemps pénibles, mais jamais il
n'avait eu d'accidents aigus. C'est dans cet état peu caractérisé que
le malade fut admis. Peu après son entrée il eut des douleurs va-
gues dans l'hypochondre droit, puis de l'ictère, des selles décolorées,
des urines acajou, quelques vomissements bilieux. La sensibilité
du foie ne s'opposait pas à la percussion et on nota une légère augmentation de son volume.

L'ictère d'ailleurs ne tarda pas à disparaître et la bonne santé
du malade revint. Il allait quitter le service quand un nouvel ictère
revint et s'accompagna de phénomènes spéciaux. La peau fut plus
colorée, les urines plus rouges ; il eût quelques hémorrhagies par
la bouche.

A ce moment apparurent les accès intermittents.

Ces accès survenaient plus souvent le soir que le matin ; le frisson commençait avec violence ; il nous est souvent arrivé de voir
le lit du malade remuer. Après trois quarts d'heure environ surve-
nait un peu de chaleur ; enfin succédaient des sueurs profuses ; les
draps étaient traversés, il fallait changer plusieurs fois la chemise
du malade.

L'urine, qui les jours précédents avait été peu abondante, augmentait ces jours là sensiblement et malgré les sueurs, nous avons
vu la quantité passer simplement de 700 gr. à 2000 gr. Le retour
des accès fut très-régulier ; tantôt ils revenaient tous les quatre
jours, puis tous les deux jours, puis tous les jours. Vers la fin de
la maladie ils s'apaisèrent et le 7 septembre ils disparurent pour ne
plus revenir.

Le sulfate de quinine donné à profusion ne parvint même pas à retarder l'heure de leur début.

Il semblait qu'à chaque crise l'ictère augmentait, mais c'est là un élément bien difficile à apprécier.

Un peu d'ascite se manifesta, puis disparut en même temps que l'ictère commençait à s'effacer.

Le malade revenait encore une fois à la santé. Mais le 6 juin un nouvel ictère reparut accompagné de frisson.

J'étudiais en ce moment l'augmentation de l'urée dans la fièvre paludéenne.

J'eus l'idée de rechercher cette augmentation dans la fièvre hépatique ; quel ne fut pas mon étonnement en voyant qu'il y avait diminution.

Dès lors l'urine fut scrupuleusement recueillie et analysée chaque jour.

Les résultats furent réunis en courbe en face de la courbe thermique, et l'on put voir que les jours de fièvre il y avait toujours discordance entre les deux tracées, que l'urée diminuait quand augmentait la température. A ce moment aussi la tyrosine put être constatée deux fois dans l'urine fébrile évaporée.

Courbes recueillies pendant toute la durée des accès (3 mois).

MOIS D'AOUT.

	1er	2	3	4	5	6
TEMP. :	37.4	(40.8	(38.6	37.6	36.8	(39
URÉE :	14	4)	9)	11	14	4)

	7	8	9	10	11	12
TEMP. :	36.6	37.6	(39.9	37	36.8	(40.4
URÉE :	15	12	7)	13	15	9)

	13	14	15	16	17	18
TEMP. :	36.8	(40.5	37.5	(39.8	36.8	(40.6
URÉE :	12	7)	16	12)	18	7)

Les températures inscrites sont celles du soir ; les jours d'accès sont placés entre parenthèses.

En somme, la période des accès dura 92 jours. Il y en eut 31 dont quatre furent incomplets et marqués seulement par le stade de frisson.

Genevoix.   8

Pendant les jours apyrétiques le malade était assez bien portant, mangeait assez. Un jour qu'il fit un exercice plus violent, il fut aussitôt pris d'un frisson qui obligea de le rapporter dans son lit.

Vers le 12 août, l'ictère s'efface, depuis quelques jours déjà les matières colorantes de la bile avaient disparu des urines. En revanche, l'ascite revint et augmenta considérablement jusqu'au 7 septembre. Ce jour là eut lieu le dernier accès de fièvre. Le malade vécut encore un mois, ayant peu d'appétit, beaucoup de diarrhée, et l'ascite augmentant toujours. La circulation collatérale apparut sur les parois abdominales, et le 16 octobre on fit une paracentèse qui donna issue à 11 litres de sérosité citrine.

Cette sérosite ne contenait que 2 gr. d'urée par litre, ce qui est inférieur à la moyenne.

Le malade mourut le 19 octobre, sans agonie, et après quelques heures d'un délire tranquille.

Autopsie. — A l'ouverture du corps, il s'échappe environ 6 litres de sérosité contenue dans le péritoine ; en même temps il existait dans la plèvre droite un épanchement assez considérable qui repoussait le foie de sorte que cet organe, bien que diminué de volume, avait conservé ses rapports normaux avec les fausses côtes.

Vu extérieurement, le foie était petit, bleuâtre, ardoisé, sa surface ne présentait d'ailleurs aucune adhérence avec les organes voisins. Le poids, la vésicule ayant été vidée, se trouva être de 1,250 grammes.

A la coupe, le tissu était dur et criait sous le scapel, les veines sus-hépatiques étaient gorgées de sang. Ce qu'il y avait de plus remarquable, c'est que les canaux biliaires intra-hépatiques très-dilatés, et dont un grand nombre présentait le calibre d'une plume d'oie, laissaient écouler un liquide jaune verdâtre, épais, rempli de petits calculs noirs et en certains points d'une véritable boue calculeuse. Dans quelques endroits, d'ailleurs rares, le liquide était caséeux et ne s'écoulait pas.

Autour de chaque orifice des canaux biliaires, on voyait une zone de tissu très-pigmenté qui adhérait à la paroi du canalicule et l'empêchait de s'affaisser.

Ni le canal hépatique, ni le canal cystique, n'étaient oblitérés, et on arrivait à la vésicule qui présentait son volume ordinaire et son épaisseur normale. Elle était remplie d'une bile jaune, safranée, épaisse et opaque. Au fond, se trouvait une boue calculeuse d'un noir foncé, contenant une grande quantité de calculs à facettes, dont les vingt-six plus gros égalaient le volume d'un pois.

Le canal cholédoque était très-dilaté, son diamètre était de 1 cent. et demi. Tout près de l'ampoule de Vater on trouvait un gros calcul noir, et en arrière de lui une innombrable quantité de calculs plus petits. L'obstruction n'était pas complète, car on voyait manifestement dans le duodénum et l'estomac, la même bile jaune que contenait la vésicule.

Le petit nombre d'observations que nous avons pu réunir dans cet essai, ne permet pas, croyons-nous, de poser des conclusions définitives.

Tout au plus est-on autorisé à dire que les maladies bénignes du foie paraissent augmenter le taux de l'urée excrétée dans les vingt-quatre heures, tandis que les maladies graves semblent en déterminer la diminution.

Les recherches sur les variations de l'acide urique à ce même point de vue, sont encore, ou à peu près, complètement à faire, ce qui tient sans doute aux procédés minutieux que réclame le dosage de cet acide, et par suite, à la difficulté d'en faire l'application aux recherches cliniques.

Quant au rôle du foie chargé de cette fonction désassimilatrice, ces quelques lignes de M. le Dr Jules Simon (1) le font nettement ressortir : « Le foie sécrète la bile, participe à la genèse du sang, à la transformation des produits albuminoïdes de la digestion, véritables opérations atomiques et rétrogrades qui forment, à l'état physiologique, du sucre, de l'inosite, de l'hypoxanthine, de *l'urée*, et à l'état pathologique, de *la leucine* et de *la tyrosine*. On peut donc répéter le mot de Galien, et dire : le foie est un centre de l'activité organique. »

(1) Dictionn. de médecine pratique, tome XV, page 60.

Paris. — A. PARENT, imprimeur de la Faculté de Médecine, rue M.-le-Prince, 29-31.